Robert Wasner
Alphonse Mancini

Smal genom sprutan

En medicinsk guide till viktminskningsinjektioner

bup

Robert Wasner
Alphonse Mancini

Smal genom sprutan

En medicinsk guide till viktminskningsinjektioner

ISBN: 978-3-68904-393-3 (Häftad)
ISBN: 978-3-68904-405-3 (e-bok)

Copyright: Bremen University Press, Bremen, 2024.
Manuskriptet får inte användas i sin helhet eller delvis utan föregående skriftligt medgivande från utgivaren.

Första upplagan
Manuskript nr 1382
april 2024
Tryckt i Europeiska unionen
bup@bremenuniversitypress.com
www.bremenuniversitypress.com

Robert Wasner
Alphonse Mancini

Smal genom sprutan

En medicinsk guide till viktminskningsinjektioner

Översikt

INTRODUKTION TILL ÄMNET VIKTMINSKNINGSINJEKTIONER	5
OLIKA TYPER AV BANTNINGSSPRUTOR	11
VETENSKAPEN BAKOM VIKTMINSKNINGSINJEKTIONER	24
FRAMGÅNG MED VIKTMINSKNINGSINJEKTIONER	30
LÅNGSIKTIGA EFFEKTER OCH HÅLLBARHET AV VIKTNEDGÅNG	40
RISKER OCH BIVERKNINGAR	43
VILKEN BANTNINGSINJEKTION FÖR VEM?	66
OPTIMAL ANVÄNDNING AV VIKTMINSKNINGSSPRUTOR	87
FÖRSÖRJNINGSKÄLLOR	96
ETISKA OCH SOCIALA ÖVERVÄGANDEN	98
NYA LÄKEMEDEL, SLUTSATSER OCH FRAMTIDSUTSIKTER	101

Innehållsförteckning

INTRODUKTION TILL ÄMNET VIKTMINSKNINGSINJEKTIONER   5

BANTNINGSSPRUTORNAS HISTORIA   8

OLIKA TYPER AV BANTNINGSSPRUTOR   11

SENASTE GODKÄNNANDEN OCH MARKNADSTRENDER   11
OLIKA TYPER AV VIKTMINSKNINGSSPRUTOR OCH DERAS ANVÄNDNINGSOMRÅDEN   13
DOSERINGSFORMER   15
TILLVERKARE OCH DISTRIBUTÖRER   16
NOVO NORDISK   17
ELI LILLY OCH FÖRETAGET   17
OREXIGEN THERAPEUTICS (NU EN DEL AV NALPROPION PHARMACEUTICALS)   18
RHYTHM PHARMACEUTICALS   18
ASTRAZENECA   18
SANOFI   19
PFIZER   19
BOEHRINGER INGELHEIM OCH ELI LILLY   19
VIVUS INC.   19
NALPROPION LÄKEMEDEL   20
EISAI CO.   20
JANSSEN LÄKEMEDEL   20
MERCK & CO.   21
MARKNADSLEDARE   21

VETENSKAPEN BAKOM VIKTMINSKNINGSINJEKTIONER   24

HUR FUNGERAR VIKTMINSKNINGSINJEKTIONER?   25
AKTIVA INGREDIENSER OCH DERAS VERKNINGSMEKANISMER   26
JÄMFÖRELSE AV EFFEKTIVITETEN HOS OLIKA VIKTMINSKNINGSINJEKTIONER   28

FRAMGÅNGAR MED INJEKTIONER FÖR VIKTMINSKNING 30

KLINISKA STUDIER 30
STEP-STUDIESERIE FÖR SEMAGLUTID 30
SELECT-STUDIE FÖR SEMAGLUTID 32
SCALE-STUDIESERIE FÖR LIRAGLUTID 33
SCALE FETMA OCH PREDIABETES 33
SKALA DIABETES 35
LIGHT-STUDIE FÖR NALTREXON-BUPROPION (CONTRAVE) 36
CONTRAVE 37

LÅNGSIKTIGA EFFEKTER OCH HÅLLBARHET AV VIKTNEDGÅNG 40

RISKER OCH BIVERKNINGAR 43

VANLIGA BIVERKNINGAR 43
SÄLLSYNTA BIVERKNINGAR 44
PANKREATIT 44
SJUKDOMAR I GALLBLÅSAN 46
NJURPROBLEM 47
KARCINOM I SKÖLDKÖRTELN 49
DIABETISK RETINOPATI 50
LÅNGSIKTIGA HÄLSORISKER MED INJEKTIONER FÖR VIKTMINSKNING 52
RISKER FÖR VISSA ORGANSYSTEM 52
LÅNGSIKTIGA HORMONELLA OCH CELLULÄRA EFFEKTER 53
REKOMMENDATIONER FÖR LÅNGTIDSANVÄNDNING 53
RISKER FÖR VISSA ORGANSYSTEM 54
LÅNGSIKTIGA HORMONELLA OCH CELLULÄRA EFFEKTER 57
KONTRAINDIKATIONER 60
FÖRSIKTIGHETSÅTGÄRDER 62
BLANDNING AV OLIKA MEDICINER 64

VILKEN BANTNINGSINJEKTION FÖR VEM? 66

URVAL EFTER BEREDNING	66
GLP-1-RECEPTORAGONISTER (WEGOVY, SAXENDA, TRULICITY)	66
AMYLINANALOGER (SYMLIN)	71
KOMBINATIONSLÄKEMEDEL (CONTRAVE)	73
HÄLSOSTATUS SOM URVALSKRITERIUM	75
INTERAKTIONER MED ANDRA MEDICINER SOM KRITERIUM	76
BIVERKNINGAR SOM URVALSKRITERIUM	78
LÅNGTIDSEFFEKTER SOM URVALSKRITERIUM	79
TILLGÄNGLIGHET SOM URVALSKRITERIUM	81
KOSTNAD SOM URVALSKRITERIUM	82
MARKNADSPRISER OCH TILLVERKARE	82
YTTERLIGARE KOSTNADER	83
FÖRSÄKRINGSSKYDD	83

OPTIMAL ANVÄNDNING AV VIKTMINSKNINGSSPRUTOR 87

KORREKT APPLICERING OCH DOSERING	87
UTBILDNING I SJÄLVINJEKTION	87
VAL AV INJEKTIONSSTÄLLE	88
DOSERINGSANVISNINGAR	88
ÖVERVAKNING OCH KUNDANPASSNING	89
KOMBINATION MED KOSTPLANER OCH TRÄNINGSPROGRAM	89
NUTRITIONSPLANER	90
TRÄNINGSPROGRAM	91
REGELBUNDEN ÖVERSYN OCH JUSTERING	91
MEDICINSK UPPFÖLJNING AV BEHANDLING	92
BEHANDLINGSTID	93
AVBRYTANDE AV BEHANDLING	94

FÖRSÖRJNINGSKÄLLOR 96

ETISKA OCH SOCIALA ÖVERVÄGANDEN 98

NYA LÄKEMEDEL, SLUTSATSER OCH FRAMTIDSUTSIKTER 101

Introduktion till ämnet viktminskningsinjektioner

Vi blir allt fetare och fetare, och utöver de hälsoproblem som detta medför gillar vi det ofta inte. Våra vänner på YouTube och TikTok ser mycket bättre ut. Men vad kan vi göra? Den tionde dieten? Varför ska allt fungera på en gång?

Det är känt att det ökande problemet med viktökning i världen beror på en rad olika faktorer. Förändrade matvanor spelar en viktig roll, eftersom bearbetade livsmedel som är rika på socker, fett och salt blir alltmer lättillgängliga och ofta billigare än hälsosamma alternativ. Dessa livsmedel leder till ett ökat kaloriintag utan att vara motsvarande näringsrika.

Samtidigt har många människors livsstil förändrats avsevärt. Den moderna arbets- och fritidsvärlden präglas i allt högre grad av stillasittande aktiviteter, vilket kraftigt minskar den fysiska aktiviteten. Denna brist på motion är en avgörande faktor för den globala ökningen av fetma.

Ekonomiska förhållanden påverkar också kostvanorna. I många länder är hälsosam mat dyrare och svårare att få tag på än snabbmat och andra ohälsosamma alternativ. Till detta kommer psykologisk stress, som ofta leder till ett ökat ätbeteende, eftersom många människor använder mat för att hantera stress. Denna känslomässiga faktor kan förvärras ytterligare av den ständiga tillgången på mat och reklamen för ohälsosamma livsmedel.

Den miljö som människor lever i spelar också en roll. Brist på säkra och tillgängliga platser för fysisk aktivitet och en miljö som uppmuntrar till konsumtion av ohälsosamma livsmedel bidrar till viktuppgång.

Många dieter misslyckas å andra sidan regelbundet eftersom de ofta är orealistiska och svåra att upprätthålla. De kräver ofta drastiska, obehagliga förändringar av kosten som är svåra att upprätthålla på lång sikt. De kan också leda till en känsla av avsaknad, vilket ökar risken för matbegär. Dessutom fokuserar många dieter på snabb viktminskning snarare än långsiktiga kostförändringar, vilket ofta leder till den så kallade jojo-effekten, där den vikt man gått ner snabbt går upp igen.

Dessa ramvillkor kräver ett omfattande och innovativt tillvägagångssätt för att bekämpa epidemin. Injektioner för viktminskning spelar en allt viktigare roll i detta.

Det är kort sagt medicinska injektioner som används för att hjälpa till med viktminskning. De kallas också för viktminskningsinjektioner eller injektioner mot fetma och förskrivs främst till personer med övervikt eller fetma, särskilt om det finns associerade hälsoproblem som typ 2-diabetes, högt blodtryck eller hjärt-kärlsjukdom. Numera används dock injektioner för viktminskning i allt större utsträckning även för att "helt enkelt gå ner i vikt", även om det inte finns några starka medicinska indikationer.

Verkningsmekanismen för dessa läkemedel bygger på att de efterliknar eller förstärker hormoner som finns naturligt i kroppen och som reglerar födointag och energiomsättning. Många viktminskningsinjektioner ökar mättnadskänslan genom att fördröja magsäckstömningen eller verka direkt på det centrum i hjärnan som ansvarar för hungerkänslan. Resultatet blir att personen känner sig mätt snabbare, äter mindre och lättare kan gå ner i vikt.

Viktminskningsinjektioner har rönt stor uppmärksamhet under de senaste åren, främst för att de möjliggör en tydligt mätbar viktminskning, vilket också har bevisats i kliniska studier. Deras effektivitet, i kombination med förmågan att bibehålla den minskade vikten på lång sikt, skiljer dem från traditionella kostmetoder. Medvetenheten om dessa läkemedel har också ökat genom kändisars användning och rekommendationer, vilket i sin tur har lett till omfattande mediebevakning - särskilt på sociala medier. Här är okontrollerad tillväxt oundviklig.

Dessutom har den ökande tillgängligheten till dessa behandlingar, särskilt genom tillstånd från hälsovårdsmyndigheter och möjligheten att förskriva via telemedicin eller internet, bidragit till att allt fler människor har tillgång till dessa läkemedel. Detta sammanfaller med en ökad medvetenhet hos allmänheten om de hälsorisker som är förknippade med fetma, till exempel diabetes och hjärtsjukdomar. Injektioner för viktminskning ses därför ofta som ett hoppfullt alternativ för dem som letar efter effektiva vikthanteringslösningar. Kort sagt, om det inte redan fanns injektioner för viktminskning skulle de behöva uppfinnas.

Pågående forskning och utveckling inom området utlovar också ytterligare förbättringar och innovationer, vilket ytterligare ökar det vetenskapliga och allmänna intresset. Alla dessa faktorer tillsammans gör viktminskningsinjektioner till ett omdiskuterat ämne som av både medicinska experter och allmänheten ses som ett potentiellt genombrott i kampen mot fetmaepidemin.

Bantningssprutornas historia

Bantningsinjektioner har inte funnits länge, de är relativt nya utvecklingar som först nu blir vanliga och därför föremål för hetsig debatt.

Historien började i slutet av 1900-talet när forskare försökte upptäcka och förstå de hormonella och neurokemiska vägar som reglerar hunger och mättnad. Ett avgörande ögonblick i denna medicinska interventions historia var upptäckten av glukagonliknande peptid-1 (GLP-1), ett hormon som frisätts av tarmceller efter måltid och som påverkar både insulinutsöndring och mättnadskänsla.

Glukagonliknande peptid-1 upptäcktes i början av 1980-talet. Upptäckten var en del av ett större forskningsfält som undersökte tarmen och dess roll i regleringen av kroppens fysiologi, särskilt i förhållande till insulinsekretion och glukosmetabolism. GLP-1 tillhör en klass av hormoner som kallas inkretiner. Dessa hormoner utsöndras av tarmen efter måltid och spelar en viktig roll när det gäller att kontrollera mängden insulin som bukspottkörteln frisätter som svar på födointaget.

Den forskning som ledde fram till identifieringen av GLP-1 bidrog väsentligt till förståelsen av hur kroppen reglerar glukosnivåerna och lade grunden för den efterföljande utvecklingen av GLP-1-agonister som terapeutiska medel mot både typ 2-diabetes och fetma.

De första medicinska prövningarna med GLP-1-agonister var ursprungligen inriktade på diabetesbehandling, men det stod snart klart att dessa aktiva ingredienser också hade potential att hjälpa till med viktminskning.

Liraglutide utvecklades sedan av Novo Nordisk 2005 och användes ursprungligen för behandling av diabetes. Efter ytterligare studier som bekräftade dess effektivitet vid viktminskning godkändes det 2014 under handelsnamnet Saxenda specifikt för behandling av fetma. Detta godkännande markerade en viktig milstolpe i historien för injektioner för viktminskning, eftersom det var ett av de första läkemedlen som utvecklades och godkändes specifikt för detta ändamål.

Efterföljande forskning och utveckling ledde till ytterligare genombrott, inklusive introduktionen av semaglutide (Wegovy), som godkändes av amerikanska FDA 2021 specifikt för viktminskning och visade ännu större effekt än tidigare läkemedel i kliniska prövningar. Dessa nyare generationer av injektioner för viktminskning erbjuder förbättrade doseringsregimer och är ännu mer målinriktade i sina effekter, vilket gör dem till ett värdefullt verktyg i kampen mot fetmaepidemin.

De första upptäckterna inom endokrin fysiologi och de resulterande medicinska innovationerna har således lagt grunden för utvecklingen av dagens viktminskningsinjektioner. Dessa framsteg speglar forskarvärldens växande förståelse för fetma som en multifaktoriell sjukdom och behovet av målinriktad, effektiv behandling.

Olika typer av bantningssprutor

Den moderna utvecklingen och användningen av viktminskningsinjektioner har kännetecknats av betydande framsteg inom bioteknik och farmakologi. Dessa framsteg har lett till framställning av mycket effektiva läkemedel som specifikt riktar sig till kroppens hormonsystem för att reglera hungern och förbättra insulinproduktionen. Dagens teknik för framställning av dessa läkemedel omfattar rekombinant DNA-teknik, avancerade reningsprocesser och förbättrade formuleringar som möjliggör en längre halveringstid för de aktiva ingredienserna och förenklad applicering.

Senaste godkännanden och marknadstrender

GLP-1-receptoragonister, i synnerhet semaglutid (marknadsförs som **Wegovy),** har fått stor uppmärksamhet från det medicinska samfundet och allmänheten under de senaste åren. Denna klass av läkemedel verkar genom att efterlikna det naturliga hormonet GLP-1, som spelar en central roll i kroppens glukosmetabolism och aptitkontrollmekanism. Effekterna av GLP-1 inkluderar ökad insulinfrisättning som svar på matintag, långsammare magsäckstömning och ökad mättnadskänsla, vilket i slutändan leder till minskat matintag.

Semaglutide är särskilt i fokus eftersom det har visat viktminskningsfördelar utöver vad som har uppnåtts med tidigare läkemedel i denna klass. Efter det ursprungliga godkännandet som diabetesbehandling under namnet **Ozempic, godkändes** semaglutid under namnet **Wegovy** specifikt för behandling av fetma i USA och Europa. Godkännandet baserades på omfattande kliniska studier som visade en genomsnittlig viktreduktion på cirka 15% av kroppsvikten, ett resultat som sällan uppnåtts med tidigare behandlingar av fetma.

Populariteten för semaglutid och andra GLP-1-receptoragonister som liraglutid (**Saxenda**) och dulaglutid (**Trulicity**) beror också på deras relativa säkerhet och goda tolerabilitet. Dessa läkemedel har en gynnsam biverkningsprofil jämfört med många äldre viktminskningsläkemedel, vilket gör dem till ett förstahandsval för långtidsanvändning. Dessa egenskaper, tillsammans med god effekt, har lett till att dessa läkemedel ses som livsförändrande behandlingsalternativ inte bara för personer med fetma utan också för dem som lider av viktrelaterade hälsoproblem.

Den ökande populariteten för denna klass av läkemedel understryker den växande acceptansen för farmakologiska behandlingar av fetma, en sjukdom som traditionellt har behandlats med kost och motion, men som ofta kräver ytterligare terapeutiska insatser för att behandlas effektivt och varaktigt.

Dessa godkännanden understryker trenden mot läkemedel som utvecklas specifikt för långvarig användning i viktkontrollprogram. Marknaden för injektioner för viktminskning växer i takt med att förekomsten av fetma ökar i världen och behovet av effektiva behandlingsalternativ ökar.

Olika typer av viktminskningssprutor och deras användningsområden

Utvecklingen av injektioner för viktminskning har lett till en mängd olika behandlingsalternativ som kan skräddarsys för att tillgodose patienternas individuella behov och medicinska tillstånd. Denna utveckling återspeglar den avancerade förståelsen av kroppsmekanismer och hormoneffekter som forskare och medicinsk personal har fått genom åren.

GLP-1-receptoragonister som liraglutid och semaglutid är för närvarande ledande i denna grupp och utnyttjar principen med det naturliga hormonet GLP-1. Detta hormon frisätts efter måltid och verkar på flera olika sätt: Det stimulerar insulinfrisättningen när blodsockernivån stiger, fördröjer magsäckstömningen och ger därmed en längre mättnadskänsla, vilket i sin tur bidrar till att minska matintaget. Dessa effekter gör GLP-1-receptoragonister särskilt effektiva vid behandling av fetma och har bidragit till att göra dem till ett populärt val för långsiktiga strategier för viktkontroll.

Kombinationsbehandlingar som kombinationen av **bupropion** och **naltrexon, känd under** handelsnamnet **Contrave,** erbjuder ett angreppssätt med flera mekanismer. **Bupropion är ett** antidepressivt medel som också används för rökavvänjning och är känt för att ha aptitdämpande effekter, medan **naltrexon** ursprungligen användes för att behandla opioid- och alkoholberoende. Denna kombination syftar till att påverka de neurokemiska banor i hjärnan som kontrollerar begär och belöningscentra, samtidigt som mättnadskänslan ökar. Detta gör **Contrave till ett** effektivt verktyg för personer som har svårt att kontrollera sina matvanor.

Forskning om andra hormonterapier som fokuserar på att modulera kortisolets effekter erbjuder ett innovativt tillvägagångssätt i kampen mot fetma, särskilt när det gäller stressinducerad viktökning. **Kortisol, som** ofta kallas "stresshormonet", spelar en central roll i kroppens stressreaktionssystem. Vid kronisk stress kan en ökad kortisolproduktion leda till olika metaboliska förändringar, bl.a. ökad aptit, viktuppgång och en ogynnsam fettfördelning, vanligen runt buken.

Terapier som riktar in sig på regleringen av **kortisol skulle** potentiellt kunna minska de negativa effekterna av stress på kroppsvikten. Dessa metoder skulle inte bara direkt påverka kortisolnivåerna, utan också påverka de komplexa sambanden mellan stress, hunger och fettmetabolism. Detta skulle kunna vara ett effektivt sätt att minska stressinducerade matbegär och överätning och därmed kontrollera viktuppgången.

Utvecklingen av sådana terapier är särskilt relevant i en tid då många människor utsätts för ökad psykologisk och social stress, vilket ofta leder till ohälsosamma matvanor och i slutändan fetma. Genom att ta itu med de biokemiska vägar som påverkas av **kortisol** skulle man kunna tillhandahålla en flerdimensionell behandlingsstrategi som inte bara tar hänsyn till fysiologiska utan också psykologiska aspekter av fetma.

Forskningen inom detta område är dock fortfarande relativt ny och utmaningarna med att utveckla sådana behandlingar är bland annat att exakt fastställa dosering, undvika biverkningar och anpassa behandlingen för att uppnå optimala resultat. Potentialen för dessa terapeutiska metoder att förbättra livskvaliteten för de drabbade och minska de sjukvårdskostnader som är förknippade med fetma och stressrelaterade sjukdomar gör dem dock till ett lovande forskningsområde inom medicinsk vetenskap.

Doseringsformer

Bantningsinjektioner kommer vanligtvis i form av subkutana injektioner som patienterna kan administrera själva. Denna doseringsform har visat sig vara effektiv eftersom den möjliggör en kontrollerad frisättning av den aktiva ingrediensen och säkerställer direkt absorption i blodomloppet. Här är några detaljer om de vanliga doseringsformerna och deras tillämpning:

- Förfylld penna eller injektor: Många viktminskningssprutor, t.ex. de som innehåller GLP-1-receptoragonister (t.ex. liraglutid, semaglutid), erbjuds i form av en förfylld penna eller injektor. Dessa pennor är lätta att använda och gör det möjligt för patienterna att injicera sig själva med minimal utbildning. Pennorna är vanligtvis utrustade med en fin nål, vilket gör injektionen mindre smärtsam.

- Dosering och användningsfrekvens: De flesta bantningsinjektioner administreras en gång om dagen eller en gång i veckan. Den exakta doseringen och administreringsfrekvensen beror på det specifika läkemedlet och patientens individuella behov. Liraglutid injiceras t.ex. dagligen, medan semaglutid och tirzepatid vanligen administreras en gång i veckan.

- Instruktioner för självinjektion: När läkemedlet förskrivs första gången får patienten vanligtvis detaljerade instruktioner från vårdgivaren om hur injektionen ska utföras på rätt sätt. Detta inkluderar instruktioner om hur läkemedlet ska förvaras, hur injektionen ska förberedas och hur nålarna ska kasseras.

Genom att använda dessa former av injektioner kan aktiva ingredienser effektivt tillföras kroppen, vilket i många fall leder till betydande viktminskning. Att själv administrera dessa injektioner är också ett bekvämt alternativ för patienter som kan ha svårt att gå på regelbundna läkarbesök.

Tillverkare och distributör

Olika läkemedelsföretag utvecklar och marknadsför bantningsinjektioner baserade på specifika verkningsmekanismer. Här följer en översikt över några av de mest kända tillverkarna och de produkter de erbjuder:

Novo Nordisk

- **Saxenda (liraglutid)**: Saxenda utvecklades ursprungligen för behandling av typ 2-diabetes (under namnet **Victoza) och** är särskilt godkänt för viktminskning hos vuxna med ett BMI på 30 eller mer eller 27 eller mer med minst en viktrelaterad komorbiditet.
- **Wegovy (semaglutid)**: En högre dos av den aktiva substansen semaglutid, även känd som **Ozempic, för behandling av** typ 2-diabetes. Wegovy är särskilt godkänt för behandling av kronisk viktkontroll.
- **Ozempic (semaglutid)**: Även om Ozempic främst är godkänt för behandling av typ 2-diabetes har det också visat sig att det kan leda till betydande mätbar viktminskning. I många fall användes Ozempic off-label för viktminskning innan det godkändes specifikt för detta ändamål under namnet Wegovy.

Eli Lilly och Company

- **Trulicity (dulaglutid)**: Även om Trulicity i första hand är godkänt som diabetesbehandling är det också effektivt för viktminskning och används i vissa fall för detta ändamål.

Orexigen Therapeutics (nu en del av Nalpropion Pharmaceuticals)

- **Contrave (bupropion och naltrexon)**: Detta läkemedel kombinerar två aktiva ingredienser med olika mekanismer som syftar till att minska aptiten och öka mättnadskänslan. Det är särskilt godkänt för viktkontroll.

Rhythm Pharmaceuticals

- **Imcivree (setmelanotid)**: Detta är en specifik behandlingsmetod för patienter med sällsynta genetiska störningar av fetma. Imcivree är godkänt för behandling av vuxna och barn från 6 år och uppåt med vissa genetiska sjukdomar som leder till fetma.

AstraZeneca

- **Bydureon (exenatid)**: Detta är en form av GLP-1-receptoragonisten exenatid, som används för behandling av typ 2-diabetes men som också kan ha positiva effekter på viktminskning. Bydureon injiceras vanligen en gång i veckan.

Sanofi

- **Soliqua/Suliqua (insulin glargin och lixisenatid)**: Denna kombinationsprodukt, som innehåller både ett långverkande insulin och en GLP-1-receptoragonist, används för behandling av typ 2-diabetes men kan också hjälpa till med viktminskning.

Pfizer

- **Rybelsus (semaglutid oral)**: Detta är en oral formulering av semaglutid som är godkänd för behandling av typ 2-diabetes. Liksom **Ozempic** kan Rybelsus också stödja viktminskning, även om det inte marknadsförs specifikt för denna indikation.

Boehringer Ingelheim och Eli Lilly

- **Jardiance (empagliflozin)**: Detta läkemedel med SGLT2-hämmare utvecklades ursprungligen för behandling av typ 2-diabetes, men har visat att det också kan bidra till viktminskning, särskilt hos patienter med diabetes.

Vivus Inc.

- **Qsymia (fentermin och topiramat)**: Qsymia kombinerar fentermin, ett aptitdämpande medel, med topiramat, ett läkemedel som ursprungligen utvecklades för att behandla epilepsi och som också främjar mättnadskänslor. Detta läkemedel är särskilt godkänt för viktminskning och används ofta till patienter som inte bara är överviktiga utan också har samsjuklighet, t.ex. högt blodtryck eller typ 2-diabetes.

Nalpropion Läkemedel

- **Contrave (bupropion och naltrexon):** Som nämnts ovan kombinerar Contrave två aktiva ingredienser för viktminskning. Det utvecklades ursprungligen av Orexigen Therapeutics, men marknadsförs nu av Nalpropion Pharmaceuticals.

Eisai Co.

- **Belviq (lorcaserin):** Detta läkemedel, som påverkar aktiviteten hos serotoninreceptorer i hjärnan för att öka mättnadskänslan, godkändes i USA för viktminskning men drogs tillbaka från marknaden på grund av oro för potentiella cancerrisker.

Janssen Läkemedel

- **Invokana (kanagliflozin):** En SGLT2-hämmare som ursprungligen utvecklades för behandling av typ 2-diabetes. Liksom andra SGLT2-hämmare kan Invokana också bidra till viktminskning genom att få kroppen att utsöndra överskott av socker via urinen.

Merck & Co.

- **Steglatro (ertugliflozin):** Också en SGLT2-hämmare som är godkänd för behandling av typ 2-diabetes och erbjuder potentiella viktminskningsfördelar.

Dessa och andra företag och deras produkter visar på den bredd av metoder och mekanismer som nu finns tillgängliga för behandling av övervikt och fetma.

Marknadsledare

Novo Nordisk och Eli Lilly är för närvarande de ledande företagen på marknaden för injektioner för viktminskning, särskilt inom kategorin GLP-1-receptoragonister som är särskilt utformade för viktminskning. Novo Nordisk, ett danskt läkemedelsföretag, har ett betydande inflytande inom området för viktminskningsbehandlingar med produkter som **Saxenda** och **Wegovy**.

Eli Lilly, som är baserat i USA, konkurrerar nära med Novo Nordisk och har visat stark marknadsnärvaro med **Trulicity,** som också möjliggör betydande viktminskning. Dessutom utvecklar Eli Lilly **tirzepatid, som anses vara ett** genombrott i branschen på grund av sin potentiellt höga viktminskningseffekt och som snart kan spela en viktig roll på marknaden. **Tirzepatide är ett** innovativt läkemedel som är särskilt lovande för behandling av typ 2-diabetes och fetma. Som en dubbel GIP- och GLP-1-receptoragonist simulerar tirzepatid effekterna av två inkretinhormoner, vilket gör att det både kan reglera blodsockernivåerna och öka mättnadskänslan. Detta leder till förbättrad glykemisk kontroll och betydande viktminskning.

Den speciella kombination av effekter som **tirzepatid** erbjuder, nämligen att stödja insulinutsöndringen baserat på blodsockernivån och samtidigt minska matintaget genom att öka mättnadskänslan, gör läkemedlet särskilt värdefullt i framtiden. Dessa egenskaper är avgörande eftersom många personer med typ 2-diabetes också kämpar med övervikt eller fetma, och en behandling som effektivt tar itu med båda tillstånden kan avsevärt förbättra hälsan och minska risken för diabetesrelaterade komplikationer.

Resultaten från de kliniska studierna har särskilt imponerat på det medicinska samfundet, eftersom **tirzepatid inte** bara visade bättre effekt på blodsockerkontrollen än befintliga GLP-1-receptoragonister, utan också ledde till en anmärkningsvärd viktminskning. Denna potential placerar **tirzepatid i** centrum för förhoppningarna om en ny generation av diabetes- och viktkontrollbehandlingar som både kan förbättra livskvaliteten och erbjuda mer omfattande och effektiva behandlingsalternativ för patienterna. Kombinationen av terapeutiska effekter i ett enda läkemedel innebär ett betydande framsteg och symboliserar de framsteg inom läkemedelsforskningen som kan revolutionera behandlingen av metabola sjukdomar.

Novo Nordisk och Eli Lilly har redan uppnått en dominerande ställning genom att utveckla effektiva och säkra läkemedel mot fetma och diabetes och fortsätter att göra betydande investeringar i forskning och utveckling för att öppna upp för nya behandlingsalternativ. Deras ledarskap stärks också av omfattande kliniska prövningar och en stark global närvaro, vilket bidrar till att forma marknaden för viktkontrollbehandlingar.

Vetenskapen bakom viktminskningsinjektioner

Viktminskningsinjektioner utnyttjar komplexa fysiologiska processer för att både minska aptiten och påverka insulinproduktionen, vilket gör dem till en effektiv metod för viktkontroll och behandling av metabola sjukdomar. I synnerhet spelar gruppen GLP-1-receptoragonister, som ofta används i dessa läkemedel, en central roll.

Dessa läkemedel efterliknar effekten av naturligt förekommande hormoner som glukagonliknande peptid-1 (GLP-1). GLP-1 produceras i tunntarmen efter födointag och är avgörande för regleringen av blodsockernivån och aptiten. Genom att binda till GLP-1-receptorer stimulerar dessa läkemedel insulinfrisättningen från bukspottkörteln på ett glukosberoende sätt, dvs. insulinutsöndringen ökar när blodsockernivån stiger, vilket förhindrar överproduktion av insulin och därmed sammanhängande hypoglykemi. Samtidigt fördröjs tömningen av magsäcken, vilket gör att patienten håller sig mätt längre och därmed minskar kaloriförbrukningen under hela dagen.

Dessutom har dessa hormoner en direkt effekt på hjärnan, där de påverkar aptitregleringen. De aktiverar vissa områden i hjärnan som är ansvariga för mättnadskänslan, vilket minskar hungerkänslan och leder till ett lägre kaloriintag. Denna dubbla strategi - att förbättra insulinsvaret och kontrollera hungerkänslan -

gör GLP-1-receptoragonister särskilt effektiva vid behandling av fetma och typ 2-diabetes.

Dessa läkemedels förmåga att efterlikna och förstärka kroppens naturliga mekanismer ger ett effektivt och relativt säkert sätt att behandla viktproblem som är svåra att behandla med konventionella metoder som enbart kost och motion. Dessa egenskaper förklarar varför de alltmer erkänns som en viktig del av terapeutiska strategier för fetma och relaterade metabola sjukdomar.

Hur fungerar bantningssprutor?

GLP-1-receptoragonister, en viktig grupp av injektioner för viktminskning, använder en mycket effektiv princip genom att efterlikna kroppens naturliga processer som blir aktiva efter matintag. Genom att simulera GLP-1-hormonet uppnår de en multipel effekt som påverkar både ämnesomsättningen och aptiten, vilket gör dem till ett effektivt verktyg för behandling av fetma och typ 2-diabetes.

Hormonet GLP-1, som produceras naturligt i nedre tunntarmen efter födointag, spelar en central roll i regleringen av blodsockernivån. Det stimulerar bukspottkörteln att frisätta mer insulin när blodsockernivån stiger, vilket bidrar till att effektivt sänka blodsockret. Denna insulinotropa effekt uppstår endast vid förhöjda glukosnivåer, vilket minskar risken för oönskad hypoglykemi som kan uppstå med andra diabetesbehandlingar.

Förutom att påverka insulinutsöndringen fördröjer GLP-1 också magsäckstömningen, vilket leder till en förlängd mättnadskänsla efter måltiderna och därmed minskar aptiten och födointaget. Denna fördröjning av magsäckstömningen bidrar till att mildra blodsockertopparna efter måltiderna, vilket bidrar till en mer stabil glykemisk kontroll överlag.

Dessutom påverkar GLP-1 direkt det centrala nervsystemet genom att verka på vissa områden i hjärnan som är ansvariga för regleringen av hunger och mättnad. Genom att aktivera dessa områden i hjärnan minskar känslan av hunger och de associerade beteenden som leder till matintag.

Denna mångfacetterade verkningsmekanism gör GLP-1-receptoragonister särskilt attraktiva för behandling av patienter där både viktkontroll och glykemisk kontroll spelar en roll. Genom att angripa flera fronter samtidigt erbjuder dessa läkemedel en heltäckande strategi för behandling av fetma och typ 2-diabetes.

Aktiva ingredienser och deras verkningsmekanismer

GLP-1-receptoragonister som liraglutid och semaglutid spelar den centrala roll som redan beskrivits i den moderna behandlingen av diabetes och fetma genom att binda specifikt till GLP-1-receptorer i kroppen.

Denna bindning leder till ökad insulinutsöndring, som endast aktiveras när blodsockernivån är förhöjd, vilket avsevärt minskar risken för hypoglykemi, ett vanligt problem med andra diabetesläkemedel. Dessutom fördröjer de magsäckstömningen, vilket förlänger mättnadskänslan och därmed minskar matintaget. Dessa egenskaper gör dem till ett effektivt alternativ för viktkontroll och diabeteskontroll.

Kombinationspreparat som bupropion och naltrexon, som är kända under handelsnamnet Contrave, kombinerar däremot olika verkningsmekanismer som påverkar ätbeteendet. Bupropion, som är ett antidepressivt medel, hämmar aptiten genom att modulera signalsubstanserna dopamin och noradrenalin. Naltrexon påverkar hjärnans belöningssystem för att minska suget efter att äta. Denna kombination fungerar synergistiskt för att minska matbegäret och ändra matvanorna.

I praktiken visar GLP-1-receptoragonister ofta en större effekt på viktminskningen jämfört med kombinationsläkemedel. Läkemedel som semaglutid kan i kliniska prövningar uppnå en genomsnittlig viktnedgång på cirka 15% av kroppsvikten, vilket gör dem särskilt effektiva för personer som behöver en betydande viktnedgång. Contrave och liknande kombinationsbehandlingar kan också vara effektiva, särskilt hos patienter vars ätbeteende påverkas starkt av psykologiska faktorer som stress och belöningsbeteende.

Valet av lämplig medicinering beror i hög grad på individens hälsotillstånd, förekomsten av samsjuklighet som typ 2-diabetes samt patientens specifika behov och mål. Båda klasserna av läkemedel erbjuder värdefulla alternativ för hantering av vikt och diabetes, men i olika sammanhang och med olika effektprofiler. Mer om detta i detalj senare.

Jämförelse av effektiviteten hos olika bantningsinjektioner

Effektiviteten hos bantningsinjektioner varierar beroende på sammansättningen av den aktiva ingrediensen och den enskilda patientens reaktion.

GLP-1-receptoragonister som semaglutid och liraglutid har visat sig vara särskilt effektiva i kliniska prövningar, särskilt semaglutid, som marknadsförs i högre doser för specifik viktminskning under namnet Wegovy. Semaglutid uppnår ofta en genomsnittlig viktminskning på cirka 15% av kroppsvikten i dessa studier, medan liraglutid och liknande läkemedel vanligtvis resulterar i en viktminskning på 5-10%.

I jämförelse erbjuder kombinationsläkemedel som Contrave, som kombinerar bupropion och naltrexon, ett annat terapeutiskt alternativ. Dessa läkemedel är särskilt lämpliga för patienter vars ätbeteende påverkas starkt av psykologiska faktorer som t.ex. stressätning. Även om de kan vara effektiva visar praxis att deras effektivitet när det gäller viktnedgång ofta är lägre än för GLP-1-receptoragonister. Contrave och liknande kombinationsbehandlingar är dock användbara för patienter som har nytta av behandling som tar itu med både fysiska och känslomässiga matbegär.

Dessa olika effektprofiler innebär att valet av rätt injektion för viktminskning kräver noggranna överväganden, där man inte bara tar hänsyn till patientens individuella hälsomål och medicinska tillstånd, utan också till hur patienten svarar på behandlingen. Till exempel kan patienter som lider av typ 2-diabetes och samtidigt är överviktiga ha särskild nytta av GLP-1-receptoragonister, medan patienter med en stark psykologisk komponent i sitt ätbeteende kan uppnå bättre resultat med ett kombinationsläkemedel.

Sammantaget erbjuder viktminskningsinjektioner en effektiv metod för viktminskning som fungerar genom en kombination av aptitkontroll och förbättrad metabolisk funktion. Valet av specifik medicinering bör dock alltid göras i samråd med sjukvårdspersonal för att säkerställa det bästa och säkraste alternativet för den enskilda patienten.

Framgång med viktminskningsinjektioner

Kliniska studier

Effekten och säkerheten hos injektioner för viktminskning, särskilt GLP-1-receptoragonister, har dokumenterats väl i många kliniska studier. Dessa studier har visat att dessa läkemedel inte bara är effektiva vid viktminskning, utan också kan minska risken för fetmarelaterade sjukdomar.

STEP-studieserie för semaglutid

- STEP 1-studien var inriktad på viktminskning hos vuxna med fetma eller övervikt och undersökte effekten av semaglutid jämfört med placebo, kompletterat med livsstilsinterventioner. I denna studie fick deltagarna antingen semaglutid eller placebo, och båda grupperna uppmuntrades samtidigt att förbättra sina kost- och motionsvanor. Resultaten av studien var anmärkningsvärda: de som fick semaglutid upplevde en genomsnittlig viktminskning på cirka 14,9% av sin kroppsvikt. Detta är en framgång och understryker den potentiella effekten av semaglutid som hjälpmedel för viktminskning, särskilt i kombination med livsstilsförändringar.
- STEP 2-studien syftade till att undersöka effekterna av semaglutid på vuxna med typ 2-

diabetes. I denna studie utvärderades semaglutids effekt inte bara med avseende på viktminskning, utan också med avseende på dess förmåga att förbättra den glykemiska kontrollen. Deltagarna som fick semaglutid upplevde betydande förbättringar av både glykemisk kontroll och kroppsvikt. Dessa resultat bekräftar den dubbla effekten av semaglutid, som inte bara fungerar som ett viktminskningsmedel utan också kan spela en viktig roll i diabetesbehandlingen genom att bidra till en effektiv kontroll av blodsockernivåerna.

- STEP 3-studien var särskilt utformad för att undersöka hållbarheten i den viktminskning som uppnåddes med semaglutid. I denna fas av studien fick alla deltagare inledningsvis semaglutid under 20 veckor för att observera läkemedlets omedelbara effekter på kroppsvikten. Denna inledande fas följdes av en längre observationsperiod på 48 veckor, under vilken hälften av deltagarna fortsatte att få semaglutid, medan den andra hälften bytte till placebo. Denna studiedesign gjorde det möjligt för forskarna att inte bara observera de kortsiktiga effekterna av semaglutid på viktnedgången, utan också att utvärdera hur väl viktnedgången bibehölls under en längre tidsperiod när behandlingen fortsatte jämfört med när den avbröts. Resultaten visade att de deltagare som fortsatte att få semaglutid effektivt kunde bibehålla sin minskade vikt, medan de som bytte till placebo tenderade att gå upp i vikt igen. Dessa resultat är särskilt värdefulla eftersom de understryker vikten av fortsatt behandling med semaglutid för att bibehålla viktminskningen på lång sikt. De bekräftar att även om den initiala viktminskningen är ett viktigt steg kan fortsatt användning av semaglutid vara avgörande för att bibehålla de uppnådda hälsofördelarna och motverka en eventuell viktuppgång.

SELECT-studie för semaglutid

SELECT-studien är en omfattande klinisk studie som undersöker de långsiktiga kardiovaskulära och metaboliska effekterna av semaglutid hos personer med fetma utan diabetes. Denna studie är särskilt viktig eftersom den syftar till att fastställa om semaglutid kan minska risken för allvarliga kardiovaskulära händelser hos en population som är överviktig men inte lider av typ 2-diabetes. Hjärt-kärlsjukdomar är nära kopplade till fetma och är en viktig orsak till sjuklighet och dödlighet globalt. Ett positivt resultat från denna studie skulle därför kunna få viktiga konsekvenser för behandlingen av fetma.

SELECT-studien är utformad som en dubbelblind, placebokontrollerad, randomiserad studie för att minimera fel och säkerställa dataintegriteten. Deltagare från olika länder observeras under en längre tidsperiod, under vilken semaglutid eller placebo administreras. Denna metodologiska ansats gör det möjligt för forskarna att samla in tillförlitliga data om hur semaglutid påverkar risken för kardiovaskulära händelser.

Betydelsen av resultaten från denna studie kan inte överskattas. Om de slutliga resultaten visar att semaglutid kan minska risken för hjärt-kärlsjukdom hos patienter med fetma utan diabetes, skulle detta kunna ha en betydande inverkan på behandlingsstrategierna för fetma. Ett sådant resultat skulle leda till en bredare användning av GLP-1-receptoragonister i denna patientgrupp och i grunden förändra och utvidga de terapeutiska metoderna för fetma.

Dessutom skulle en bättre förståelse av semaglutids kardiovaskulära effekter bidra till att förbättra säkerhetsprofilen för denna klass av läkemedel. Genom att få information om potentiella risker och fördelar kan studien bidra till att optimera behandlingen för att säkerställa inte bara effekt utan också patientsäkerhet och välbefinnande. Sådan forskning är avgörande för att kunna fatta välgrundade kliniska beslut och förbättra den allmänna hälsan och livskvaliteten hos personer med fetma.

SCALE-studieserien för liraglutid

SCALE Fetma och prediabetes

I SCALE Obesity and Prediabetes-studien undersöktes effekten av liraglutid i samband med viktminskning hos personer med fetma och prediabetes. Resultaten av denna studie var mycket informativa när det gäller de potentiella fördelarna med liraglutid för denna specifika patientgrupp.

I studien fick deltagarna antingen liraglutid eller placebo. Uppgifterna visade att ett betydande antal personer som fick liraglutid upplevde en betydande viktminskning. Närmare bestämt gick 63 procent av deltagarna som behandlades med liraglutid ner minst 5 procent av sin kroppsvikt. Som jämförelse uppnådde endast 27 procent av deltagarna i placebogruppen denna viktminskning.

Denna signifikanta skillnad i resultat understryker effekten av liraglutid som hjälpmedel för viktminskning hos personer med fetma och prediabetes. Det bör noteras att en viktminskning på minst 5% hos personer med fetma och prediabetes inte bara kan ge estetiska eller fysiska fördelar, utan också varaktigt kan minska risken för att utveckla typ 2-diabetes och andra metabola sjukdomar.

SCALE-studien ger således viktiga resultat som kan användas i medicinsk praxis för att förbättra behandlingsstrategierna för patienter med prediabetes och fetma. Sådana resultat är viktiga för utvecklingen av riktade interventioner som inte bara minskar vikten utan också förbättrar den allmänna hälsan och välbefinnandet.

SKALA Diabetes

SCALE Diabetes-studien fokuserade på effekterna av liraglutid på personer med typ 2-diabetes, särskilt när det gäller viktnedgång och förbättrad glykemisk kontroll. Liraglutid är en GLP-1-receptoragonist som ursprungligen utvecklades för behandling av typ 2-diabetes och som i denna studie också undersöktes för sin förmåga att minska vikten.

Resultaten från SCALE Diabetes-studien visade att behandling med liraglutid inte bara ledde till en mätbar viktminskning, utan också förbättrade blodsockerkontrollen hos deltagarna. Detta är särskilt relevant eftersom både fetma och dålig glykemisk kontroll är bland de viktigaste faktorerna som ökar risken för komplikationer av diabetes, såsom hjärt- och kärlsjukdomar, njurskador och retinopati.

Den förbättrade glykemiska kontrollen som liraglutid ger beror sannolikt på flera mekanismer, inklusive stimulering av insulinsekretionen som svar på förhöjda blodsockernivåer och fördröjning av magsäckstömningen, vilket resulterar i ett långsammare och jämnare inflöde av glukos i blodet. Dessa effekter bidrar till att minska blodsockertopparna efter måltid, vilket är en kritisk aspekt vid behandling av typ 2-diabetes.

Viktnedgång hos personer med typ 2-diabetes som behandlas med liraglutid kan ge ytterligare fördelar, eftersom viktminskning ofta leder till förbättrad insulinkänslighet. Detta innebär att kroppens celler svarar bättre på insulin och kan absorbera glukos från blodomloppet mer effektivt, vilket ytterligare bidrar till att sänka blodsockernivåerna.

Sammanfattningsvis ger SCALE Diabetes-studien värdefulla insikter i hur liraglutid kan bidra inte bara till glykemisk kontroll utan också till viktkontroll hos personer med typ 2-diabetes som en del av en omfattande behandlingsplan.

LIGHT-studie för naltrexon-bupropion (Contrave)

LIGHT-studien var en viktig klinisk undersökning som syftade till att utvärdera effekterna av läkemedlet naltrexon-bupropion på kardiovaskulär risk hos patienter med övervikt och fetma. Naltrexon-bupropion är en kombinationsbehandling som ofta förskrivs för viktminskning eftersom den kan minska matbegäret och öka mättnadskänslan. Det var viktigt att undersöka läkemedlets kardiovaskulära riskprofil, eftersom övervikt och fetma i sig är riskfaktorer för hjärt-kärlsjukdom.

Även om LIGHT-studien avslutades i förtid gav den ändå viktiga insikter om säkerheten med naltrexonbupropion. Sådana förtida avbrott är inte ovanliga inom den kliniska forskningen och erbjuder fortfarande viktiga möjligheter till lärande.

De säkerhetsdata som samlas in under studien är av stor betydelse eftersom de kommer att hjälpa läkare och patienter att fatta välgrundade beslut om användningen av naltrexon-bupropion för viktminskning, särskilt hos patienter med befintliga kardiovaskulära tillstånd eller med hög risk för sådana tillstånd. Dessa data kan belysa om läkemedlet potentiellt ökar risken för hjärtinfarkt, stroke eller andra allvarliga kardiovaskulära händelser.

Sammanfattningsvis har resultaten från LIGHT-studien gett värdefull information om säkerhetsprofilen för naltrexon-bupropion, trots att den avbröts i förtid. Denna information är avgörande för den fortsatta utvecklingen av behandlingsriktlinjer och kan bidra till att göra hanteringen av patienter som söker läkemedelsstöd för viktminskning säkrare.

Contrave

Contrave utvärderades också i kliniska studier, som visade att det effektivt kan minska kroppsvikten.

Contrave utvecklades specifikt för viktminskning och har visat positiva resultat i kliniska prövningar. Den aktiva substansen bupropion är känd för sina antidepressiva egenskaper och förmåga att dämpa tobaksbehov, medan naltrexon främst används för behandling av opioid- och alkoholberoende. Kombinationen av dessa två aktiva ingredienser syftar till att påverka både de fysiologiska och psykologiska aspekterna av matintag.

I en av de kliniska studierna av Contrave gick de deltagare som tog läkemedlet under ett år ner i genomsnitt cirka 5 procent av sin kroppsvikt. Detta kan jämföras med en viktminskning på endast cirka 1 % hos deltagare som fick placebo. Denna betydande skillnad understryker hur effektivt Contrave är för att stödja viktminskning.

En viktig fördel med Contrave är dess förmåga att minska suget efter mat och förbättra kontrollen över ätbeteendet. Detta är särskilt värdefullt för personer som har en stark psykologisk koppling till mat, t.ex. personer som äter av känslomässiga skäl eller har svårt att reglera sin mättnadskänsla på rätt sätt. Contraves verkningsmekanism kan bidra till att bryta cyklerna med sug efter mat och överätning, vilket främjar en hållbar viktminskning.

Dessutom kan de psykologiska effekterna av bupropion, såsom förbättrat humör och minskad depression, hjälpa patienterna att känna sig mer motiverade och mindre stressade under viktminskningsprocessen. Detta kan vara en avgörande faktor för att lyckas med viktminskningen på lång sikt och för att upprätthålla en hälsosam livsstil.

Contrave erbjuder därför en effektiv lösning för viktkontroll genom att verka på både fysiologiska och psykologiska faktorer som påverkar ätbeteendet. Denna dubbla verkningsmekanism gör Contrave till ett värdefullt verktyg för personer som har svårt att kontrollera sin vikt enbart med hjälp av kost och motion.

Dessa studier är bara ett litet urval av en stor mängd forskning som syftar till att utvärdera säkerheten, effekten och de långsiktiga effekterna av dessa läkemedel. De bidrar till att definiera och förfina de terapeutiska tillämpningarna av injektioner för viktminskning för att säkerställa att de är både effektiva och säkra för de patienter som behöver dem.

De visar inte bara att dessa läkemedel är effektiva vid viktminskning, utan också att de har potential att ge ytterligare hälsofördelar genom att minska riskfaktorerna för kroniska sjukdomar som typ 2-diabetes och hjärtkärlsjukdom. Dessa resultat har i hög grad bidragit till erkännandet av viktminskningsinjektioner som säkra och effektiva behandlingsalternativ för fetma och övervikt.

Långsiktiga effekter och hållbarhet av viktminskningen

Användningen av viktminskningsinjektioner har etablerat sig som en effektiv metod de senaste åren, särskilt för personer som har svårt att gå ner i vikt enbart genom kost och motion.

De långsiktiga effekterna av viktminskningsinjektioner som baseras på GLP-1-receptoragonister är en annan viktig aspekt av deras popularitet och effektivitet. Det kontinuerliga stöd som dessa läkemedel ger kan bidra till att förändra ätbeteendet på lång sikt. Patienterna lär sig ofta att äta mindre portioner och känna sig mätta snabbare, vilket bidrar till att förbättra och stabilisera viktkontrollen. Denna mekanism bidrar också till att undvika den jojo-effekt som ofta uppstår efter att traditionella dieter avslutats, eftersom det ursprungliga ätbeteendet ofta snabbt återupptas.

Att dessa behandlingar är långsiktigt effektiva stöds ytterligare av studier som visar att patienter som använder denna terapi på lång sikt kan uppleva en konsekvent viktminskning eller en framgångsrik viktstabilisering. Det är dock viktigt att användningen av sådana injektioner ses som en del av ett holistiskt tillvägagångssätt som också omfattar livsstilsförändringar och psykologiskt stöd där så är lämpligt.

Det är därför inte bara den direkta effekten på ätbeteendet och ämnesomsättningen som bidrar till att göra dessa behandlingar hållbara, utan även vägledningen och motivationen till en hälsosammare livsstil som kan upprätthållas på lång sikt.

Hur länge injektioner för viktminskning ska användas kan variera kraftigt och påverkas i hög grad av patientens individuella svar på behandlingen och förekomsten av biverkningar. Läkemedel som GLP-1-receptoragonister är i allmänhet avsedda för långtidsbehandling, och många kliniska studier stöder användning av dem under flera år så länge som patienterna har nytta av dem och behandlingen tolereras väl.

Frågan om hur länge behandlingen ska pågå är inte heller alltid lätt att besvara eftersom fetma ses som en kronisk sjukdom som kräver en kontinuerlig och långsiktig behandlingsstrategi. Aktuella medicinska riktlinjer rekommenderar ofta att sådana läkemedelsbehandlingar ska användas som en del av en omfattande behandlingsplan som fortsätter även efter det att målvikten har uppnåtts för att bibehålla de framgångar som uppnåtts och förhindra att vikten ökar igen.

Integrering av livsstilsförändringar är en viktig aspekt av dessa behandlingar. Läkemedelsstöd kan underlätta de nödvändiga justeringarna av kost- och motionsbeteendet genom att minska hungern och främja mättnadskänslan. På lång sikt är dock målet att patienterna ska internalisera dessa beteendeförändringar och bibehålla dem även utan läkemedelsstöd.

När användningen av injektioner för viktminskning avbryts är det viktigt att de inlärda beteendena med hälsosam kost och regelbunden fysisk aktivitet bibehålls. Utan dessa fortsatta ansträngningar finns det en verklig risk att återfalla i gamla mönster och därmed gå upp i vikt igen. Därför ska beslutet att avbryta behandlingen alltid vara väl övervägt och helst i samråd med hälso- och sjukvårdspersonal för att säkerställa en planerad övergång och fortlöpande stöd.

Långvarig användning av bantningsinjektioner är därför i allmänhet förnuftig, men kräver naturligtvis kontinuerlig medicinsk övervakning. Detta är nödvändigt för att kunna övervaka eventuella biverkningar eller långsiktiga komplikationer. De vanligaste biverkningarna är illamående, kräkningar, diarré och eventuell irritation på injektionsstället. Mer allvarliga men sällsynta risker kan vara pankreatit, gallblåsesjukdom och till och med sällsynta former av sköldkörtelcancer.

För en effektiv och hållbar viktminskning bör dessa injektioner i slutändan användas som en viktig del av en omfattande behandlingsplan. Denna plan bör också omfatta kostförändringar, regelbunden fysisk aktivitet och psykologiskt stöd. Kombinationen av dessa åtgärder kommer inte bara att minska vikten, utan också minimera risken för viktökning i framtiden.

Risker och biverkningar

Viktminskningsinjektioner är en alltmer populär och ofta mycket användbar metod för att stödja viktminskning. Användningen av dessa läkemedel medför dock också potentiella biverkningar och risker som kan vara relevanta på både kort och lång sikt.

Vanliga biverkningar

Viktminskningsinjektioner, särskilt de som baseras på GLP-1-receptoragonister, leder ofta till gastrointestinala besvär.

Det kan ta ett tag för kroppen att anpassa sig till medicinen, och under denna tid kan symtom som illamående, kräkningar, diarré och förstoppning uppstå. Dessa effekter avtar ofta efter en tillvänjningsperiod då kroppen utvecklar en viss tolerans mot läkemedlet. Detta är en viktig aspekt för patienterna att komma ihåg, eftersom god symtomkontroll och livsstilsjusteringar kan bidra till att bättre hantera den inledande fasen av behandlingen.

Förutom matsmältningsproblemen kan huvudvärk, yrsel och ökad hjärtfrekvens förekomma som biverkningar. Dessa symtom är också en del av kroppens anpassningssvar på medicinen. Huvudvärk och yrsel kan orsakas av förändringar i blodcirkulationen och hydreringen som orsakas av medicinen. Den ökade hjärtfrekvensen kan orsakas av läkemedlets stimulerande effekt på det kardiovaskulära systemet.

Det är mycket viktigt att patienter som upplever dessa biverkningar får noggrann medicinsk vård. Regelbunden övervakning av vårdgivare hjälper till att hålla ett öga på biverkningarna och att reagera i god tid om justeringar av behandlingen är nödvändiga. Detta kan innebära att dosen justeras eller att medicineringen ändras, särskilt om biverkningarna kvarstår eller är särskilt besvärande.

Ett nära samarbete med den behandlande läkaren är därför viktigt för att säkerställa en säker och effektiv behandling. Vid behov kan läkaren göra terapeutiska justeringar för att förbättra toleransen för medicineringen och öka patientens livskvalitet under behandlingen.

Sällsynta biverkningar

De sällsynta biverkningarna av läkemedel som innehåller GLP-1-receptoragonister kan vara allvarliga och orsaka långvariga hälsoproblem.

Pankreatit

Kopplingen mellan användningen av GLP-1-receptoragonister och förekomsten av pankreatit är en kritisk fråga vid övervägandet av dessa viktminskningsläkemedel.

Pankreatit, en inflammation i bukspottkörteln, är ett potentiellt livshotande tillstånd som kan vara akut eller kroniskt. Symtom på akut pankreatit är svåra buksmärtor, illamående, kräkningar, feber och snabb puls. Kronisk pankreatit kan leda till ihållande buksmärtor, matsmältningsbesvär och till och med diabetes eftersom bukspottkörteln skadas med tiden.

De exakta mekanismer genom vilka GLP-1-receptoragonister kan orsaka pankreatit är ännu inte helt klarlagda. Vissa teorier tyder på att dessa läkemedel kan påverka utsöndringen av matsmältningsenzymer, vilket leder till för tidig aktivering av dessa enzymer och attackerar bukspottkörteln. Det kan också spela en roll att läkemedlen försämrar blodflödet till bukspottkörteln, vilket kan leda till inflammation.

För patienter som tidigare haft pankreassjukdom eller som har riskfaktorer för pankreatit (t.ex. vissa kostvanor eller alkoholkonsumtion) ska användningen av GLP-1-receptoragonister övervägas med särskild försiktighet. Dessa patienter bör övervakas noga och omedelbara medicinska åtgärder bör vidtas vid första tecken på symtom som tyder på möjlig pankreatit.

Beslutet att använda dessa läkemedel ska alltid baseras på en individuell risk-nyttabedömning, där hänsyn tas till patientens sjukdomshistoria, möjliga alternativ för viktminskning och fetmans svårighetsgrad. Noggrann övervakning under behandlingen är nödvändig för att säkerställa patientens välbefinnande och för att upptäcka och behandla allvarliga komplikationer som pankreatit i ett tidigt skede.

Sjukdomar i gallblåsan

Gallblåsans sjukdom är en annan möjlig biverkning av att använda viktminskningsinjektioner, särskilt i samband med snabba viktminskningsprocesser. Gallsten och kolecystit (en inflammation i gallblåsan) är två vanliga tillstånd som kan uppstå i detta sammanhang.

Gallstenar bildas när fasta partiklar ansamlas och hårdnar i gallan. Dessa stenar kan variera i storlek och sammansättning, där kolesterolstenar är de vanligaste. Gallblåsan används för att lagra galla, som produceras av levern och behövs för att smälta fett. Om du går ner mycket i vikt kan gallans sammansättning förändras, vilket gynnar bildandet av gallstenar. Om viktnedgången är mycket snabb kan detta öka risken eftersom gallblåsan töms mer sällan och gallan stannar kvar längre i gallblåsan, vilket ökar sannolikheten för stenbildning.

Kolecystit uppstår när gallstenar blockerar utflödet av galla, vilket leder till inflammation. Denna blockering kan orsaka svår smärta i övre högra delen av buken, feber och kräkningar. Obehandlad kolecystit kan leda till allvarligare komplikationer, bland annat att gallblåsan brister.

Behandling av gallblåsans sjukdom innefattar ofta smärtstillande läkemedel och i vissa fall avlägsnande av gallblåsan genom ett kirurgiskt ingrepp som kallas kolecystektomi. Förebyggande av gallsten och kolecystit hos patienter som behandlas med GLP-1-receptoragonister kan kräva en mindre aggressiv viktminskningsstrategi för att undvika plötsliga förändringar i gallblåsan.

För patienter som använder viktminskningsinjektioner och som löper risk att drabbas av gallblåsesjukdom kan det vara lämpligt att hålla igen på viktminskningen och välja en diet som innehåller regelbundna måltider för att regelbundet tömma gallblåsan. Det är också viktigt med noggrann medicinsk övervakning för att tidigt kunna reagera på tecken på gallblåsesjukdom.

Problem med njurarna

Njurproblem är ett annat problem med användningen av GLP-1-receptoragonister, särskilt för personer som redan lider av nedsatt njurfunktion. Dessa läkemedel kan påverka njurfunktionen och förvärra befintliga njurproblem.

Njurarna spelar en central roll i filtreringen och elimineringen av avfallsprodukter från blodet och i regleringen av vätske- och elektrolytbalansen. Försämrad njurfunktion kan leda till att gifter ansamlas i kroppen, vilket kan orsaka en rad olika hälsoproblem.

De möjliga mekanismer genom vilka GLP-1-receptoragonister kan orsaka eller förvärra njurproblem inkluderar

- Dehydrering: Biverkningar som illamående och kräkningar kan leda till vätskeförlust, vilket belastar njurarna.
- Förändrad blodcirkulation: Läkemedlet kan påverka blodcirkulationen i njurarna, vilket kan försämra njurfunktionen.
- Direkt toxicitet: Det finns belägg för att vissa GLP-1-receptoragonister kan ha direkta toxiska effekter på njurceller.

För patienter som redan lider av nedsatt njurfunktion är det viktigt att noggrant övervaka njurfunktionen under behandling med GLP-1-receptoragonister. Detta innefattar regelbundna blodprover för att kontrollera njurfunktionen, särskilt kreatinin- och ureanivåerna i blodet, och urinanalyser för att bedöma proteinutsöndring och andra njurfunktioner.

En försämring av njurfunktionen under behandlingen kan kräva att dosen av läkemedlet justeras eller att behandlingen avbryts helt och hållet. Dessutom bör åtgärder vidtas för att säkerställa tillräcklig hydrering och minimera riskfaktorer som kan leda till njurpåfrestning.

I de fall en försämring av njurfunktionen identifieras bör en fullständig bedömning göras av en nefrolog eller lämplig specialist för att diskutera lämpliga behandlingsalternativ och minimera risken för ytterligare skador. Detta understryker vikten av holistisk vård och noggrann övervakning av patienter som använder dessa potentiellt livsförändrande läkemedel.

Karcinom i sköldkörteln

Den ökade risken för sköldkörtelcancer, särskilt medullärt sköldkörtelkarcinom, vid användning av GLP-1-receptoragonister är en annan biverkning som är lika allvarlig som den är sällsynt och som kräver särskild uppmärksamhet. Dessa farhågor härrör från prekliniska studier där en ökad frekvens av sköldkörteltumörer observerades hos gnagare som behandlades med GLP-1-receptoragonister. Även om sådana fynd inte alltid är direkt överförbara till människor har detta lett till ökad vaksamhet och försiktighet vid förskrivning av dessa läkemedel.

Medullärt sköldkörtelkarcinom är en sällsynt form av sköldkörtelcancer som uppstår i sköldkörtelns parafollikulära celler (C-celler). Denna typ av cancer kan vara aggressiv och svårbehandlad när den väl har spridit sig. Kopplingen mellan GLP-1-receptoragonister och risken för medullär sköldkörtelcancer ses som en potentiell direkt stimulering av celltillväxt genom läkemedlet.

För patienter med en familjehistoria av medullärt sköldkörtelkarcinom eller som lider av multipel endokrin neoplasi typ 2 (MEN 2) rekommenderas i allmänhet inte användning av GLP-1-receptoragonister. MEN 2 är en genetisk störning som är förknippad med en hög risk för medullärt sköldkörtelkarcinom och andra endokrina störningar.

Patienter som behandlas med GLP-1-receptoragonister bör uppmärksammas på möjliga symtom på sköldkörtelproblem, t.ex. svullnad eller knölar i halsen, heshet, svårigheter att svälja eller andningsproblem. Regelbundna undersökningar av sköldkörteln kan ingå i övervakningsplanen, särskilt för patienter med ökad risk.

Det kan därför sägas att den potentiella risken för sköldkörtelcancer är ett allvarligt övervägande vid användning av GLP-1-receptoragonister och kräver att den behandlande läkaren noga överväger förhållandet mellan risk och nytta, särskilt i högriskgrupper.

Diabetisk retinopati

Diabetisk retinopati är en annan allvarlig komplikation av diabetes som orsakas av skador på blodkärlen i näthinnan och kan leda till synförlust. Även om GLP-1-receptoragonister främst används för behandling av typ 2-diabetes och viktminskning och har många positiva effekter på blodsockernivåerna och den övergripande metaboliska profilen, finns det rapporter som tyder på ett samband mellan användningen av dessa läkemedel och utvecklingen eller försämringen av diabetisk retinopati.

De exakta mekanismer genom vilka GLP-1-receptoragonister kan bidra till retinopati är inte helt klarlagda. En teori går ut på att snabba förändringar i blodsockernivån, som kan orsakas av den kraftigt blodsockersänkande effekten av GLP-1-receptoragonister, kan leda till destabilisering av blodkärlen i näthinnan. En annan möjlighet är att läkemedlen har indirekta effekter på kärlsystemet, vilket leder till en försämring av näthinnans hälsa.

På grund av dessa potentiella risker är det viktigt att patienter som använder GLP-1-receptoragonister och som redan har typ 2-diabetes regelbundet undersöks av en ögonläkare. Detta omfattar vanligtvis årliga ögonbottenundersökningar. Detta innebär att man undersöker ögats bakre del för att upptäcka tecken på skador på blodkärlen. En optisk koherenstomografi (OCT), en bilddiagnostisk undersökning som ger detaljerade bilder av ögats strukturer och kan upptäcka tidiga tecken på skador, kan också utföras.

För patienter med befintlig ögonsjukdom eller de som har riskfaktorer för att utveckla diabetesretinopati kan dessa undersökningar krävas oftare. Det är också lämpligt att alla patienter som använder GLP-1-receptoragonister informeras om symtomen på diabetisk retinopati, såsom dimsyn, svårigheter att se färger, mörkare eller tomma områden i synfältet och plötsligt uppträdande fläckar eller "flytande" prickar som kan tyda på blödning i ögat.

Regelbunden övervakning och tidig upptäckt kan minimera riskerna för allvarlig synnedsättning och initiera lämplig behandling vid behov.

Med tanke på dessa sällsynta men potentiellt allvarliga biverkningar är det viktigt att både läkare och patienter är välinformerade och genomför regelbundna hälsokontroller för att säkerställa att behandlingen förblir säker. Om det finns några tecken på dessa allvarliga biverkningar ska medicinsk hjälp sökas omedelbart och behandlingen anpassas därefter.

Långsiktiga hälsorisker med injektioner för viktminskning

Långvarig användning av injektioner för viktminskning, särskilt sådana som innehåller GLP-1-receptoragonister, kan medföra potentiella hälsorisker som bör beaktas när behandlingsbeslut fattas. Dessa läkemedel verkar genom att stimulera GLP-1-receptorn, vilket leder till förbättrad insulinsekretion, minskad glukagonfrisättning och fördröjd magsäckstömning. Dessa mekanismer stöder inte bara viktminskning utan har också effekter på olika organsystem som leder till oro vid långvarig användning.

Risker för vissa organsystem

- Njurfunktion: Som redan nämnts kan GLP-1-receptoragonister utöva ytterligare stress på njurarna hos personer med redan befintlig nedsatt njurfunktion. De möjliga mekanismerna för detta inkluderar uttorkning genom illamående eller kräkningar och direkta effekter på njurfunktionen. Långvarig användning kan öka risken för njurskada, vilket kräver regelbunden kontroll av njurfunktionen.

- Pankreatit: Risken för kronisk eller återkommande pankreatit är också ett allvarligt övervägande, särskilt för patienter med en historia av detta tillstånd. Stimulering av GLP-1-receptorn kan potentiellt leda till en förändring av utsöndringen av matsmältningsenzymer, vilket kan öka risken för inflammation.

Långsiktiga hormonella och cellulära effekter

- Hormonbalans: Kronisk användning av GLP-1-receptoragonister påverkar hormonbalansen, särskilt de hormoner som är associerade med glukosmetabolismen. Detta kan ha långsiktiga effekter på ämnesomsättningen, vars fulla konsekvenser ännu inte är kända.

- Reglering av celltillväxt: Vissa studier tyder på att långvarig stimulering av GLP-1-receptorn kan påverka tillväxten av vissa celltyper, vilket potentiellt kan öka risken för vissa cancerformer, t.ex. medullärt sköldkörtelkarcinom. Dessa farhågor baseras främst på djurstudier och kräver ytterligare forskning för att förstå deras relevans för människor.

Rekommendationer för långvarig användning

På grund av dessa potentiella risker rekommenderas i allmänhet att användningen av GLP-1-receptoragonister övervakas noggrant, särskilt hos patienter med redan existerande tillstånd eller riskfaktorer för ovanstående tillstånd. Regelbundna läkarundersökningar, inklusive blodprover och funktionstester av de påverkade organsystemen, är avgörande för att tidigt upptäcka potentiella biverkningar och anpassa behandlingen därefter.

En helhetssyn på patientens hälsa och regelbundna överväganden av förhållandet mellan risk och nytta med behandlingen är avgörande för att säkerställa att fördelarna med viktminskning uppväger de potentiella långsiktiga riskerna. I vissa fall kan detta innebära att man måste överväga alternativa behandlingar eller justera doseringen för att minimera risken för långsiktiga hälsoskador.

Risker för vissa organsystem

Användning av GLP-1-receptoragonister kan innebära ytterligare påfrestningar på njurarna hos personer med redan befintlig njurfunktionsnedsättning, eftersom dessa läkemedel kan ha både direkta och indirekta effekter på njurfunktionen.

Indirekta effekter inkluderar uttorkning orsakad av biverkningar som illamående och kräkningar. Dessa symtom är särskilt vanliga i början av behandlingen och kan utgöra en påfrestning för njurarna eftersom de har mindre vätska tillgänglig för de nödvändiga filtreringsprocesserna. De direkta effekterna av läkemedlen på njurfunktionen är ännu inte helt klarlagda, men man tror att de kan påverka hur blodet flödar genom njurarna och filtreras.

Vid långvarig användning av dessa läkemedel finns det en oro för att de kumulativa effekterna kan leda till en progressiv försämring av njurfunktionen, särskilt hos patienter som redan lider av nedsatt njurfunktion. Detta kan öka risken för allvarliga tillstånd som kronisk njursjukdom eller till och med njursvikt. Av denna anledning är det viktigt att regelbundet kontrollera njurfunktionen. Detta innefattar blodprov för att bestämma serumkreatinin och glomerulär filtrationshastighet, som är viktiga indikatorer på njurarnas funktion. Ytterligare urinanalyser kan också utföras för att upptäcka tidiga tecken på njurskada, t.ex. förekomst av protein i urinen.

Om det finns tecken på försämrad njurfunktion kan det vara nödvändigt att justera doseringen av läkemedlet eller till och med överväga en alternativ behandling. Sådana beslut bör fattas i nära samarbete med en läkare för att säkerställa att behandlingen är säker och effektiv och för att skydda patientens hälsa och livskvalitet.

Oron för risken för kronisk eller återkommande **pankreatit vid** användning av GLP-1-receptoragonister är också särskilt relevant för patienter som tidigare har haft detta tillstånd. Dessa läkemedel, som vanligen används för att behandla typ 2-diabetes och underlätta viktminskning, verkar genom att stimulera GLP-1-receptorn, som orsakar olika fysiologiska reaktioner i kroppen, bland annat genom att påverka utsöndringen av matsmältningsenzymer.

Stimulering av GLP-1-receptorn kan orsaka ökad utsöndring av matsmältningsenzymer från bukspottkörteln innan maten når tarmen, vilket kan leda till för tidig aktivering av dessa enzymer. Normalt blir dessa enzymer aktiva först i tarmen, där de på ett säkert sätt kan arbeta med att smälta maten. Men om de aktiveras för tidigt kan de i stället angripa bukspottkörtelvävnaden, vilket leder till inflammation. Denna mekanism kan öka risken för utveckling eller försämring av pankreatit hos patienter som använder GLP-1-receptoragonister.

Behandling och handläggning av patienter som är mottagliga för pankreatit och som använder GLP-1-receptoragonister kräver därför särskilt noggrann övervakning. Symtom på pankreatit är svår buksmärta som kan stråla ut i ryggen, illamående, kräkningar, feber och snabb hjärtfrekvens. Om dessa symtom uppträder ska patienten omedelbart söka medicinsk hjälp.

Dessutom bör vårdgivaren noga överväga riskerna och fördelarna med fortsatt behandling med GLP-1-receptoragonister. I vissa fall kan det vara nödvändigt att justera behandlingen eller välja alternativa terapeutiska metoder för att minimera risken för pankreatit. Dessa beslut ska fattas på individuell basis, med hänsyn till patientens fullständiga sjukdomshistoria och personliga omständigheter för att säkerställa en säker och effektiv behandling.

Långsiktiga hormonella och cellulära effekter

Långtidsanvändning av GLP-1-receptoragonister och deras påverkan på hormonbalansen är en viktig faktor att ta hänsyn till vid behandling, särskilt vid kroniska tillstånd som typ 2-diabetes och fetma.

Dessa läkemedel reglerar inte bara blodsockernivån genom att påverka insulinutsöndringen och fördröja magsäckstömningen, utan har också effekt på olika hormoner som är involverade i regleringen av glukosmetabolismen.

GLP-1-receptoragonister stimulerar utsöndringen av insulin, ett viktigt hormon som hjälper till att reglera blodsockernivån efter en måltid genom att främja cellernas upptag av glukos. Samtidigt undertrycker dessa läkemedel frisättningen av glukagon, ett hormon som produceras av bukspottkörteln för att öka blodsockret genom att främja frisättningen av lagrat socker från levern. Genom att sänka glukagonutsöndringen bidrar GLP-1-receptoragonister till att minska leverns glukosproduktion, vilket ytterligare sänker blodsockernivån.

Dessa förändringar i insulin- och glukagonbalansen kan leda till en effektiv kontroll av blodsockernivåerna, men de långsiktiga effekterna av dessa hormonella förändringar är ännu inte helt klarlagda. Det finns en möjlighet att kronisk störning av dessa hormoner kan påverka andra metaboliska vägar, såsom lipidmetabolism eller energihomeostas, vilket potentiellt skulle kunna leda till negativa effekter.

Dessutom kan dessa läkemedel påverka kroppsvikten genom att öka mättnadskänslan och därmed bidra till viktminskning. Denna effekt är till stor del positiv, men ihållande manipulation av mättnadshormoner och energimetabolism kan på lång sikt störa den naturliga balansen mellan hunger och mättnad.

Med tanke på dessa potentiella effekter är det viktigt att läkare och patienter noggrant övervakar de hormonella effekterna av GLP-1-receptoragonister och gör regelbundna bedömningar för att tidigt upptäcka och hantera eventuella negativa metabola effekter. Beslutet att fortsätta denna behandling ska alltid ta hänsyn till den enskilda patientens svar och omfatta en kontinuerlig bedömning av förhållandet mellan risk och nytta för att säkerställa patientens optimala hälsa och välbefinnande på lång sikt.

Den långsiktiga stimuleringen av GLP-1-receptorn med vissa diabetes- och viktkontrolläkemedel kan också, enligt vissa studier, påverka celltillväxten och potentiellt öka risken för vissa typer av cancer, inklusive medullärt sköldkörtelkarcinom. Dessa fynd baseras huvudsakligen på djurstudier, vilket gör det svårt att tolka och överföra resultaten till människor.

Djurstudier har också visat att aktivering av GLP-1-receptorn inte bara påverkar metaboliska processer utan också främjar tillväxt och differentiering av vissa celltyper. Vissa studier har visat en ökad frekvens av hyperplasi och tumörer i C-celler hos gnagare, särskilt i sköldkörteln. C-cellerna ansvarar för produktionen av kalcitonin, och hyperaktivitet i dessa celler kan leda till medullärt sköldkörtelkarcinom, en sällsynt men ofta aggressiv typ av cancer.

Relevansen av dessa resultat för människor är fortfarande kontroversiell. Även om dessa djurbaserade data tyder på en potentiell riskökning, har jämförbara effekter vid klinisk användning på människor inte tydligt påvisats. Trots detta leder dessa resultat till ökad försiktighet och noggrannare övervakning av patienter som behandlas med GLP-1-receptoragonister, särskilt de som har en familjehistoria av medullärt sköldkörtelkarcinom eller genetiska sjukdomar som multipel endokrin neoplasi typ 2, som redan har en ökad risk för sådana cancerformer.

Med tanke på dessa potentiella risker rekommenderas att patienter som använder GLP-1-receptoragonister regelbundet undersöker sköldkörteln för att upptäcka tidiga tecken på hyperplasi av C-celler eller andra onormala förändringar. Samtidigt behövs fortsatt vetenskaplig forskning för att förstå de mekanismer genom vilka dessa läkemedel påverkar celltillväxten och för att avgöra hur stor risken för människor faktiskt är. Denna kunskap är avgörande för att garantera säkerheten vid behandling med GLP-1-receptoragonister och för att fatta välgrundade behandlingsbeslut som balanserar långsiktiga fördelar mot potentiella risker.

Kontraindikationer

Användning av viktminskningsinjektioner, särskilt sådana som innehåller GLP-1-receptoragonister, är kontraindicerat hos vissa patientgrupper på grund av den ökade risken för allvarliga biverkningar eller komplikationer. Viktiga kontraindikationer inkluderar:

- Medullärt sköldkörtelkarcinom och multipel endokrin neoplasi typ 2 (MEN 2): Personer med en personlig eller familjehistoria av dessa sjukdomar bör undvika GLP-1-receptoragonister. Medullärt sköldkörtelkarcinom är en sällsynt form av sköldkörtelcancer som uppstår från C-cellerna i sköldkörteln. MEN 2 är en genetisk sjukdom som leder till olika former av endokrin neoplasi, inklusive medullärt sköldkörtelkarcinom. Användning av GLP-1-receptoragonister kan öka risken för att utveckla dessa cancerformer på grund av den potentiella stimulerande effekten på tillväxten av C-celler.

- Svår njurinsufficiens: Patienter med svår njurinsufficiens eller njursjukdom bör också vara försiktiga eller undvika GLP-1-receptoragonister. Som tidigare nämnts kan dessa läkemedel innebära ytterligare påfrestningar på njurfunktionen, särskilt om njurfunktionen redan är nedsatt. Nedsatt njurfunktion kan försämra utsöndringen av läkemedlet och leda till ackumulering, vilket ökar risken för biverkningar.

- Pankreatit: Patienter som lider av pankreatit eller har en historia av detta tillstånd bör avstå från att använda GLP-1-receptoragonister. Läkemedlen kan öka risken för återfall av pankreatit eller försämring av tillståndet eftersom de kan påverka utsöndringen av matsmältningsenzymer, vilket kan leda till inflammation.
- Gastrointestinala sjukdomar: Patienter med svåra gastrointestinala tillstånd bör använda GLP-1-receptoragonister med försiktighet. Eftersom dessa läkemedel ofta kan orsaka biverkningar som illamående, kräkningar, diarré och förstoppning, kan de förvärra befintliga tillstånd som irritabel tarm, ulcerös kolit eller Crohns sjukdom.
- Graviditet och amning: Det finns otillräckliga data om säkerheten för GLP-1-receptoragonister under graviditet och amning. Som en försiktighetsåtgärd bör dessa läkemedel undvikas under dessa perioder om inte nyttan klart överväger risken för det ofödda barnet eller spädbarnet.
- Kardiovaskulär sjukdom: Även om GLP-1-receptoragonister kan ha vissa gynnsamma effekter på det kardiovaskulära systemet, bör personer med allvarlig kardiovaskulär sjukdom, såsom avancerad hjärtsvikt eller instabil angina, överväga att använda dessa läkemedel endast under noggrann medicinsk övervakning.
- Svår leversjukdom: Personer med svår leversjukdom bör också iaktta försiktighet eller undvika

användning av GLP-1-receptoragonister. Levern spelar en central roll i metabolismen av många läkemedel, och nedsatt leverfunktion kan påverka behandlingen av dessa medel, vilket leder till ökade koncentrationer i kroppen och potentiellt toxiska effekter.

- Allvarliga allergiska reaktioner: Patienter som tidigare har haft allvarliga allergiska reaktioner mot GLP-1-receptoragonistkomponenter ska inte använda detta läkemedel. Allergiska reaktioner kan variera från hudutslag till anafylaxi, en potentiellt livshotande reaktion.

- Alkoholmissbruk: Personer som för närvarande missbrukar alkohol eller har en historia av alkoholmissbruk bör också vara försiktiga, eftersom alkohol kan stressa bukspottkörteln och ytterligare öka risken för pankreatit. GLP-1-receptoragonister kan ytterligare öka denna risk.

För patienter som lider av något av ovanstående tillstånd är det viktigt att överväga alternativa behandlingar och ha ett nära samarbete med vårdgivare för att ta fram en säker och effektiv behandlingsplan. Dessa försiktighetsåtgärder kommer att bidra till att minimera risken för allvarliga komplikationer och skydda patienternas hälsa.

Försiktighetsåtgärder

När du använder GLP-1-receptoragonister är det viktigt att vidta särskilda försiktighetsåtgärder, särskilt för personer som redan lider av kroniska sjukdomar. Dessa läkemedel kan potentiellt förvärra befintliga hälsoproblem. Därför är omfattande och regelbunden övervakning av hälso- och sjukvårdspersonal avgörande för att säkerställa att behandlingen är säker och effektiv.

Den regelbundna övervakningen bör omfatta följande aspekter:

- Blodprover: Dessa är nödvändiga för att övervaka förändringar i blodsockernivåer, njurfunktion, leverfunktion och andra viktiga parametrar som kan påverkas av medicineringen. Blodproverna hjälper också till att bedöma hur effektiv behandlingen är och att upptäcka tidiga tecken på komplikationer.

- Övervakning av njurfunktionen: Eftersom GLP-1-receptoragonister kan leda till ytterligare skador hos patienter med nedsatt njurfunktion är det särskilt viktigt att regelbundet kontrollera njurfunktionen. Tester som mätning av serumkreatinin och beräkning av den glomerulära filtrationshastigheten (GFR) är standard.

- Dosjusteringar: Beroende på de individuella reaktionerna på behandlingen och resultaten av de regelbundna kontrollerna kan det vara nödvändigt att justera dosen. Detta är särskilt viktigt för patienter som visar tecken på biverkningar eller hos vilka njur- eller leverfunktionen försämras.

Dessutom ska patienterna informeras om möjliga biverkningar och symtom som kan tyda på allvarliga komplikationer. Dessa inkluderar mag-tarmbesvär, urinförändringar, oförklarlig viktminskning, gulfärgning av hud eller ögon samt svåra buksmärtor. Sådana symtom kräver omedelbar medicinsk utvärdering.

Ett nära samarbete mellan patienter och vårdgivare är viktigt för att garantera säker användning av GLP-1-receptoragonister. Patienterna bör uppmuntras att gå på alla läkarbesök och att utan dröjsmål rapportera eventuella förändringar i sitt hälsotillstånd. Detta proaktiva förhållningssätt kommer att bidra till att minimera potentiella risker och maximera de terapeutiska fördelarna med denna behandling.

Blandning av olika mediciner

Att kombinera eller blanda olika viktminskningsläkemedel i form av injektioner ska hanteras med försiktighet och rekommenderas inte utan uttrycklig vägledning och övervakning av en kvalificerad vårdgivare. Olika medel som används för viktminskning har specifika mekanismer och verkningssätt, och att kombinera dem kan leda till oförutsedda interaktioner, biverkningar eller hälsorisker.

- Farmakologiska interaktioner: Olika viktminskningsläkemedel, såsom GLP-1-receptoragonister (t.ex. liraglutid, semaglutid), har olika farmakologiska egenskaper. Kombinationen av dessa läkemedel kan leda till en ökning eller minskning av effekten av ett eller båda läkemedlen eller till och med till nya biverkningar.

- Ökning av biverkningar: Några av de vanligaste biverkningarna av GLP-1-agonister är illamående, kräkningar, diarré och eventuell irritation på injektionsstället. Kombinationen av flera av dessa läkemedel kan öka risken för och svårighetsgraden av dessa biverkningar.
- Lagstadgade och kliniska riktlinjer: Hittills finns det få kliniska data om säkerhet och effekt av att kombinera olika injicerbara läkemedel för viktminskning. Läkemedel godkänns i allmänhet för användning baserat på kliniska prövningar som visar deras säkerhet och effekt som monoterapi eller i en specifik kombinationsbehandling.

Alla typer av kombinationsbehandlingar ska endast användas under överinseende av och med tillstånd från hälso- och sjukvårdspersonal. Det är viktigt att patienterna informerar sina läkare om alla läkemedel de tar, även sådana som används för viktminskning.

Vilken bantningsinjektion för vem?

Som framgår finns det olika typer av läkemedel på marknaden som skiljer sig åt i fråga om verkningssätt och användningsområden. Valet av ett lämpligt läkemedel beror på flera faktorer, inklusive individuell hälsohistoria, förekomsten av samtidiga sjukdomar, tolerabilitet och rekommendationer från den behandlande läkaren.

Urval genom förberedelse

Här är några av de vanligaste typerna av viktminskningsinjektioner och deras typiska applikationer:

GLP-1-receptoragonister (Wegovy, Saxenda, Trulicity)

Klassen GLP-1-receptoragonister (glukagonliknande peptid-1-agonister) är särskilt effektiv för behandling av övervikt och fetma, särskilt hos personer med typ 2-diabetes eller prediabetes. De mest välkända läkemedlen i denna klass är liraglutid (Saxenda), semaglutid (Wegovy) och dulaglutid (Trulicity). Dessa läkemedel använder ett innovativt tillvägagångssätt för viktkontroll och blodsockerreglering genom att efterlikna och modulera kroppens egna mekanismer.

GLP-1-receptoragonister efterliknar verkan av det naturliga hormonet GLP-1, som produceras i tarmen och spelar en roll i regleringen av blodsockernivån och aptiten. De viktigaste effekterna av dessa läkemedel är

Ökad insulinutsöndring

GLP-1-receptoragonister utnyttjar hormonet glukagonliknande peptid-1, som produceras i tarmen och spelar en central roll i regleringen av blodsockernivån. När mat intas och blodsockret stiger binder GLP-1 till receptorer på betacellerna i bukspottkörteln. Denna bindning gör att betacellerna frisätter mer insulin, ett hormon som är nödvändigt för att transportera glukos från blodet in i cellerna. Detta leder till en sänkning av blodsockernivån. Samtidigt bidrar GLP-1 till att undertrycka produktionen av glukagon, ett hormon som produceras av alfacellerna i bukspottkörteln och som ökar blodsockernivån genom att stimulera levern att frigöra lagrad glukos. Att minska glukagon hjälper till att hålla blodsockernivån stabil efter en måltid.

Denna dubbla verkningsmekanism hos GLP-1 är särskilt fördelaktig vid behandling av typ 2-diabetes, eftersom den bidrar till att reglera blodsockernivåerna mer effektivt samtidigt som den minskar sannolikheten för blodsockertoppar och blodsockernedgångar. Eftersom GLP-1-receptoragonister ökar insulinutsöndringen på ett glukosberoende sätt, ökar insulinutsöndringen endast när blodglukosnivån är hög, men inte när blodglukosnivån är låg, vilket minskar risken för hypoglykemi. Förutom att förbättra den glykemiska kontrollen ger dessa läkemedel också fördelen av viktminskning genom att öka mättnadskänslan och fördröja magsäckstömningen, vilket i slutändan leder till ett lägre kaloriintag. Dessa egenskaper gör GLP-1-receptoragonister till ett effektivt behandlingsalternativ som inte bara förbättrar blodsockernivåerna utan också bidrar till en allmän hälsoförbättring genom att hjälpa till med viktkontroll.

Minskad frisättning av glukagon

GLP-1-receptoragonister påverkar inte bara insulinproduktionen utan också mängden av hormonet glukagon, som utsöndras av bukspottkörteln. Normalt bidrar glukagon till att öka blodsockernivån genom att stimulera levern att frisätta lagrad glukos till blodomloppet. Genom att minska glukagonproduktionen kan dessa läkemedel sänka blodsockernivån mer effektivt. Denna minskning är viktig eftersom den bidrar till att mildra blodsockertoppar som orsakas av måltider och därmed förbättrar blodsockrets stabilitet under hela dagen.

Detta är särskilt viktigt vid behandling av typ 2-diabetes, där en konsekvent blodsockerkontroll är avgörande för att undvika långsiktiga hälsokomplikationer.

Fördröjd tömning av magsäcken

GLP-1-receptoragonister påverkar den hastighet med vilken maten lämnar magsäcken genom att fördröja magsäckstömningen. Denna effekt har fördelar för viktkontroll och behandling av typ 2-diabetes. När maten stannar kvar längre i magen leder detta till en förlängd mättnadskänsla. Denna förlängda mättnadskänsla kan hjälpa människor att äta mindre ofta eller mindre portioner eftersom suget efter att äta dämpas av mättnadskänslan.

Den långsammare tömningen av magsäcken spelar också en viktig roll för blodsockerregleringen. När maten passerar tunntarmen långsammare frigörs glukos till blodet mer gradvis, vilket resulterar i en jämnare och mindre spikrak blodsockerkurva efter måltiderna. Detta bidrar till att minska de typiska blodsockertopparna efter måltiderna som är vanliga hos personer med diabetes och som kan leda till långsiktiga hälsoproblem.

Dessutom stöder den långsammare gastriska tömningen som induceras av GLP-1-receptoragonister effektivt vikthantering. Genom att öka och förlänga mättnadskänslan hjälper dessa läkemedel människor att konsumera färre kalorier, vilket kan främja viktminskning. Denna mekanism är särskilt värdefull eftersom övervikt och fetma är nära kopplade till utveckling och försämring av typ 2-diabetes. Dessa läkemedels förmåga att positivt påverka både glykemisk kontroll och kroppsvikt gör dem till ett viktigt alternativ i behandlingsstrategin för överviktiga patienter med typ 2-diabetes.

Reglering av aptiten

GLP-1-receptoragonister har en intressant effekt som går utöver de direkta effekterna på magen och bukspottkörteln. Dessa läkemedel påverkar också hjärnan, vilket leder till förbättrad reglering av aptit och mättnad. Detta sker genom att de verkar på specifika områden i hjärnan som ansvarar för att reglera hunger och matintag. Genom att aktivera dessa områden i hjärnan ökar mättnadskänslan och aptiten minskar, vilket får patienterna att äta mindre.

Dessa läkemedels förmåga att direkt påverka det centrala nervsystemet och förstärka signaler om välbefinnande och mättnad är avgörande för deras framgång när det gäller att stödja viktminskning. Denna process leder till en minskning av kaloriintaget eftersom den långvariga känslan av mättnad gör det lättare att äta mindre måltider och minska småätandet. Det minskade kaloriintaget är en naturlig följd av att man känner sig mindre hungrig.

GLP-1-receptoragonisternas effekt på hjärnan hjälper dessutom patienterna att ändra sina matvanor och göra hälsosammare val, vilket kan leda till en mer hållbar viktkontroll på lång sikt. Denna beteendeförändring är särskilt värdefull eftersom den bidrar till att bryta den ofta svåra cykeln av bantning och viktuppgång som plågar många människor med fetma.

Sammantaget gör GLP-1-receptoragonister det möjligt för patienter att kontrollera sitt kaloriintag och uppnå långsiktig viktminskning genom en kombination av fysiska och psykologiska effekter. Detta holistiska synsätt på behandling av fetma och typ 2-diabetes gör dem till ett värdefullt alternativ i modern medicinsk behandling.

Klinisk tillämpning och fördelar

För personer med typ 2-diabetes eller prediabetes har dessa läkemedel en dubbel funktion genom att de både hjälper till att minska vikten och förbättra den glykemiska kontrollen. Viktkontroll är en viktig del av behandlingen av typ 2-diabetes, eftersom övervikt och fetma kan förvärra insulinresistensen, vilket ytterligare förvärrar sjukdomen.

De vanligaste biverkningarna av GLP-1-receptoragonister är gastrointestinala besvär såsom illamående, kräkningar, diarré och förstoppning. Dessa biverkningar är vanligtvis milda till måttliga och förbättras ofta med tiden. Det finns också sällsynta men allvarligare risker såsom pankreatit, njurproblem och eventuella sköldkörteltumörer som måste beaktas innan behandlingen påbörjas.

Amylinanaloger (Symlin)

Amylinanaloger, såsom pramlintid (Symlin), utgör en särskild klass av diabetesläkemedel som används som komplement till insulinbehandling. Pramlintid är en syntetisk analog till det mänskliga hormonet amylin, som naturligt produceras av betacellerna i bukspottkörteln tillsammans med insulin. Hos personer med diabetes, särskilt typ 1-diabetes och typ 2-diabetes, som använder insulin är produktionen eller effekten av amylin ofta otillräcklig.

Pramlintide verkar genom att efterlikna de naturliga funktionerna hos amylin, vilket har flera viktiga effekter på blodsockerkontrollen och matintaget. För det första bromsar det tömningen av magen efter en måltid, vilket resulterar i en långsammare frisättning av glukos i blodomloppet och därmed minskar topparna i blodsockernivån efter måltiden. Denna långsammare gastriska tömning hjälper också till att förlänga känslan av fullhet, vilket kan minska den totala mängden mat som konsumeras. Dessutom hämmar pramlintid utsöndringen av glukagon, ett hormon som ökar blodsockernivån genom att stimulera levern att frisätta glukos. Genom att minska utsöndringen av glukagon bidrar pramlintid till att ytterligare stabilisera de postprandiala blodsockernivåerna.

Pramlintide är särskilt lämpligt för patienter med diabetes som inte kan kontrollera sina blodsockernivåer optimalt trots insulinbehandling. Det är av särskilt intresse för typ 1-diabetiker som behöver ytterligare kontroll över blodsockertoppar och för typ 2-diabetiker som använder insulin och har svårt att uppnå sina blodsockermål. Dessutom kan pramlintid vara till nytta för patienter med övervikt eller fetma som också har diabetes, eftersom det ökar mättnadskänslan och därmed potentiellt kan bidra till viktminskning.

Pramlintide är ett värdefullt stöd för patienter som står på strukturerad diabetesbehandling och som ständigt kämpar med svängningar i blodsockernivån. Det bidrar till att dämpa glukosupptaget efter måltider, vilket gör det lättare att uppnå och bibehålla stabilare blodsockernivåer. Användningen av pramlintide kräver noggrann samordning och övervakning av en läkare, eftersom insulindosen kan behöva justeras för att undvika hypoglykemi.

Sammantaget förbättrar pramlintide patienternas livskvalitet genom bättre glykemisk kontroll och stödjer viktkontrollmål, vilket gör det till ett viktigt komplement i behandlingen av diabetes, särskilt för dem som redan använder insulin.

Kombinationspreparat (Contrave)

Bupropion/naltrexon, känt under handelsnamnet Contrave, är ett viktminskningsläkemedel som kombinerar två aktiva ingredienser som verkar synergistiskt för att påverka aptit och hunger. Detta läkemedel är särskilt intressant eftersom det på ett unikt sätt ingriper i de neurokemiska processer i hjärnan som påverkar såväl ätbeteende som humör och eventuella beroendemekanismer.

Bupropion är en aktiv ingrediens som ursprungligen användes som ett antidepressivt medel och för rökavvänjning. Den verkar främst som en återupptagshämmare av dopamin och noradrenalin, vilket innebär att den ökar tillgängligheten av dessa signalsubstanser i hjärnan. Dopamin spelar en central roll för belöning och motivation och kan också påverka suget efter mat, särskilt efter söta eller feta livsmedel, som ofta är förknippade med belöningssignalering. Noradrenalin, å andra sidan, är inblandat i regleringen av vakenhet och energiförbrukning.

Naltrexon, det andra läkemedlet i kombinationen, används normalt för att behandla alkohol- och opiatberoende. Det fungerar som en opioidreceptorantagonist, vilket innebär att det blockerar effekterna av opioider som förekommer naturligt i hjärnan och som är en del av kroppens belöningssystem. Genom att blockera dessa receptorer kan naltrexon bidra till att minska begäret och belöningskänslorna i samband med ätande.

Kombinationen av bupropion och naltrexon i Contrave utnyttjar dessa mekanismer för att minska aptiten och öka mättnadskänslan. Genom att förbättra humöret och ge ökad vakenhet, samtidigt som naltrexon dämpar de belönande aspekterna av att äta, minskar den totala önskan om mat. Detta gör Contrave till ett effektivt alternativ för personer som kämpar med övervikt eller fetma, särskilt när dessa tillstånd är förknippade med känslomässiga aspekter som stressätning eller dåligt humör.

Förutom viktminskning kan Contrave också vara lämpligt för personer som också kämpar med beroendeframkallande beteenden eller humörstörningar. De antidepressiva egenskaperna hos bupropion kan vara till stöd för patienter med depressiva störningar, och de beroendehämmande egenskaperna hos naltrexon kan vara till hjälp när ätbeteendet ses som en del av ett beroendeproblem.

Läkemedlet används vanligtvis som en del av en omfattande behandlingsplan för viktkontroll som inkluderar kostförändringar, fysisk aktivitet och beteendeförändringar. Innan du använder Contrave är det viktigt att söka medicinsk rådgivning eftersom läkemedlet kan interagera med andra läkemedel och inte är lämpligt för alla patienter. Det kan orsaka biverkningar såsom illamående, förstoppning, huvudvärk och ibland förhöjt blodtryck, vilka måste övervakas och bedömas av läkare.

Hälsostatus som urvalskriterium

Vid valet av en injektion för viktminskning, som används vid behandling av övervikt och fetma, måste många faktorer beaktas för att säkerställa att läkemedlet är effektivt och säkert. Patientens hälsotillstånd spelar en central roll i detta.

Befintliga tillstånd som diabetes kan påverka valet av medicinering avsevärt. Till exempel kan GLP-1-receptoragonister vara särskilt lämpliga i sådana fall, eftersom de inte bara hjälper till med viktkontroll utan också förbättrar blodsockerkontrollen. Dessa läkemedel kan därför vara dubbelt fördelaktiga för diabetiker som vill gå ner i vikt.

Hjärt- och kärlsjukdomar är också viktiga när man väljer läkemedel för viktminskning. Vissa läkemedel kan påverka hjärt-kärlsystemet, t.ex. genom att öka blodtrycket eller hjärtfrekvensen. Här är det viktigt att välja ett läkemedel som är säkert för patienter med sådana redan existerande tillstånd eller att justera dosen i enlighet med detta.

Psykiska problem som depression eller ångestsyndrom måste också beaktas, eftersom vissa viktminskningsläkemedel kan påverka humöret och välbefinnandet. Läkemedel som påverkar det centrala nervsystemet, t.ex. bupropion, som också har antidepressiva effekter, kan vara att föredra i sådana fall.

Att välja rätt läkemedel för viktminskning måste därför alltid vara ett individuellt beslut som baseras på en omfattande medicinsk bedömning. Det är viktigt att läkarna tar hänsyn till alla aspekter av patientens hälsa för att säkerställa en säker och effektiv behandling. Eventuella interaktioner med andra läkemedel som patienten kan ta, liksom individuella omständigheter och behov, bör också beaktas i beslutsprocessen.

Interaktioner med andra mediciner som kriterium

Att kontrollera interaktioner mellan en injektion för viktminskning och andra läkemedel som en patient kan ta är ett annat viktigt steg i en säker och effektiv behandling av övervikt eller fetma. Läkemedelsinteraktioner kan minska behandlingens effektivitet, öka oönskade biverkningar eller till och med orsaka farliga hälsoproblem.

Till exempel kan GLP-1-receptoragonister, som vanligtvis används för viktminskning, ha potentiella interaktioner med en mängd andra läkemedel. De kan påverka den hastighet med vilken läkemedel frisätts från magsäcken, vilket kan förändra absorptionen och effektiviteten hos dessa läkemedel. Detta är särskilt relevant för mediciner som kräver exakt dosering, såsom orala antidiabetika eller blodtrycksmediciner.

Vid användning av bupropion/naltrexon, ett annat vanligt alternativ för viktminskningsinjektioner, måste läkare vara medvetna om kombinationen med andra substanser med effekt på centrala nervsystemet, t.ex. vissa antidepressiva eller antipsykotiska läkemedel. Bupropion kan öka risken för krampanfall, särskilt i kombination med läkemedel som sänker kramptröskeln.

Det är också viktigt att överväga interaktionen mellan viktminskningsinjektioner och läkemedel som påverkar risken för blödning, eftersom vissa av dessa viktminskningsläkemedel kan påverka blodkoagulationen. Detta kan leda till komplikationer hos patienter som tar antikoagulantia såsom warfarin.

Bedömning av sådana interaktioner kräver noggrant övervägande och ibland justering av doseringen eller schemat för läkemedelsanvändningen. Det är absolut nödvändigt att läkare och apotekspersonal går igenom en fullständig förteckning över alla läkemedel, inklusive receptbelagda, receptfria och växtbaserade produkter, som en patient använder innan de förskriver en injektion för viktminskning. Patienterna bör också uppmuntras att rapportera alla förändringar i sin medicinering eller nya läkemedel som påbörjas för att säkerställa att deras behandlingsplan förblir säker och effektiv.

Biverkningar som urvalskriterium

När man väljer injektioner för viktminskning måste man också noga överväga de potentiella biverkningarna, eftersom dessa kan påverka patientens livskvalitet och ibland utgöra allvarliga hälsorisker. De vanligaste biverkningarna i samband med dessa läkemedel, t.ex. illamående, kräkningar, diarré och förstoppning, är ofta ett uttryck för läkemedlets effekt på mag-tarmkanalen. Dessa symtom kan uppträda särskilt under den inledande fasen av behandlingen och kan minska med tiden när kroppen vänjer sig vid medicinen.

Den långsammare magsäckstömningen, som är en vanlig effekt av många läkemedel för viktminskning, kan leda till illamående och förstoppning. Även om denna effekt kan bidra till viktminskning genom att förlänga känslan av mättnad, kan det associerade obehaget vara svårt att hantera för vissa patienter. Diarré och kräkningar kan också förekomma när kroppen reagerar på förändringen i matintaget och de aktiva ingredienserna i läkemedlet.

Dessutom finns det allvarligare men mindre vanliga biverkningar som måste beaktas när man bestämmer sig för en viss viktminskningsinjektion. Till exempel kan risken för pankreatit, en inflammation i bukspottkörteln, öka vid användning av vissa GLP-1-receptoragonister.

Detta är ett allvarligt medicinskt tillstånd som kräver omedelbar behandling. Njurproblem kan också uppstå, särskilt om läkemedlet stör vätskeabsorptionen eller om det redan finns en befintlig njurskada.

Valet av rätt läkemedel bör därför inte bara baseras på effekt, utan också ta hänsyn till patientens individuella tolerans och riskprofil. Det är viktigt att läkare och patienter arbetar tillsammans för att väga för- och nackdelar med varje behandlingsalternativ, inklusive att överväga hur biverkningar kan påverka patientens dagliga livsstil och allmänna hälsa. Öppen kommunikation om eventuella biverkningar och en vilja att justera behandlingen vid behov är avgörande för att säkerställa att behandlingen inte bara är effektiv utan också säker.

Långtidseffekter som urvalskriterium

Att välja en viktminskningsinjektion som en del av en omfattande viktkontrollplan som inkluderar kostförändringar, fysisk aktivitet och beteendeterapi är ett viktigt steg för att uppnå långsiktig viktnedgång. Hur lämpliga olika typer av viktminskningsinjektioner är för långtidsbehandling varierar faktiskt beroende på deras verkningsmekanism, effektivitet, säkerhetsprofil och patienttolerans.

Några av de vanligaste injektionerna för viktminskning är baserade på GLP-1-receptoragonister, t.ex. liraglutid, semaglutid och dulaglutid. Dessa läkemedel är inte bara effektiva för att minska kroppsvikten utan har också positiva effekter på glukosmetabolismen, vilket gör dem särskilt användbara för patienter med typ 2-diabetes. Deras effekt på att bromsa magsäckstömningen och förbättra insulinutsöndringen gör dem till ett attraktivt alternativ för långtidsbehandling, särskilt eftersom de också kan minska risken för hjärt-kärlsjukdomar.

Dessa läkemedel är i allmänhet väl lämpade för långvarig användning eftersom de bidrar till att förbättra den övergripande metaboliska hälsan utöver viktminskningen. Patienter som använder GLP-1-receptoragonister rapporterar ofta en ihållande förbättring av mättnadskänslan och ett minskat kaloriintag, vilket gör det lättare att bibehålla den minskade kroppsvikten.

Läkemedlens tolerabilitet och säkerhetsprofil är också avgörande för beslutet att använda dem i långtidsbehandling. GLP-1-receptoragonister tolereras i allmänhet väl, även om de kan orsaka biverkningar som illamående och matsmältningsbesvär hos vissa patienter. Dessa biverkningar är ofta tillfälliga och kan lindras genom justering av dosen eller andra stödjande åtgärder.

Förutom GLP-1-receptoragonister finns det andra läkemedelsklasser, t.ex. kombinationen av bupropion och naltrexon, som också kan vara lämpliga för långvarig användning, särskilt hos patienter som också kämpar med psykologiska faktorer som depression eller beroendeframkallande beteende. Dessa läkemedel kan hjälpa till att hantera den känslomässiga aspekten av ätbeteende, vilket för vissa patienter kan vara en nyckelfaktor i kampen mot fetma.

Valet av rätt bantningsinjektion för långtidsbehandling beror därför på individuella faktorer som patientens hälsotillstånd, samtidiga sjukdomar, läkemedlets säkerhetsprofil och patientens individuella svar på behandlingen.

Tillgänglighet som urvalskriterium

Tillgången till injektioner för viktminskning kan också vara ett viktigt urvalskriterium för personer som överväger läkemedel för viktminskning. På grund av den växande populariteten för denna behandlingsmetod och vissa produktionsbegränsningar kan det finnas regionala brister. Denna brist kan ha olika orsaker:

- Produktionskapacitet: Produktionen av läkemedelssprutor kan vara komplex och ställa särskilda krav på produktionsmiljö och teknik. Om kapaciteten är begränsad kan det leda till flaskhalsar i leveranserna.
- Regulatoriska godkännanden: I vissa länder eller regioner kan regulatoriska hinder påverka tillgängligheten av dessa läkemedel. Godkännandeförfarandena kan vara långdragna, vilket försenar marknadsintroduktionen av nya produkter.
- Efterfrågeöverskott: Vid en plötslig ökning av efterfrågan, t.ex. på grund av positiva studieresultat eller allmänt intresse, kan det hända att den befintliga produktionskapaciteten inte räcker till för att möta efterfrågan.

- Distributions- och logistikproblem: Globala eller lokala logistikproblem, t.ex. sådana som orsakas av politiska förändringar eller pandemier, påverkar också tillgången till sådana läkemedel.

Det är därför tillrådligt för personer som överväger behandling med injektioner för viktminskning att i ett tidigt skede ta reda på tillgängligheten i sin region och eventuellt överväga alternativ om dessa läkemedel är svåra att få tag på. Det är också viktigt att se behandlingen i ett helhetssammanhang som inkluderar kost och motion för att uppnå bästa resultat och inte enbart vara beroende av tillgängligheten av ett enskilt läkemedel.

Kostnad som urvalskriterium

Kostnaden för viktminskningsinjektioner är ett annat viktigt urvalskriterium för många människor som överväger viktminskningsläkemedel. De ekonomiska aspekterna kan i hög grad påverka tillgängligheten och beslutet för eller emot en sådan behandling.

Marknadspriser och tillverkare

Kostnaden för viktminskningsinjektioner kan variera beroende på tillverkare och land. Patenterade läkemedel är ofta dyrare än sina generiska motsvarigheter. Priset kan också påverkas av faktorer som marknadsexklusivitet, produktionskostnader och tillverkarens prissättningspolicy.

Kostnaden för injektioner för viktminskning varierar beroende på det specifika läkemedlet, dosen och landets sjukvårdssystem.

I genomsnitt kan kostnaden för Wegovy, som används för viktminskning i högre doser, ligga på cirka 200 till 300 euro/USD per månad, beroende på apotek och doseringsbehov. Saxenda kan kosta något mindre, men ligger ofta i intervallet 200 euro/USD per månad. Dessa priser kan variera beroende på den individuella dosen och antalet sprutor som krävs varje månad.

Ytterligare kostnader

Utöver de direkta kostnaderna för själva injektionerna kan det också bli nödvändigt att ta hänsyn till ytterligare kostnader för regelbundna läkarundersökningar, konsultationer och behandling av eventuella biverkningar.

Försäkringsskydd

Frågan om sjukförsäkringsskydd för viktminskningsläkemedel är ett svårt och inkonsekvent behandlat ämne som påverkas starkt av nationella sjukvårdssystem och specifika försäkringspolicyer.

I många länder måste vissa kriterier uppfyllas, t.ex. ett definierat BMI-index, för att kostnaderna ska täckas av sjukförsäkringen. Vanligtvis täcks sådana behandlingar endast av försäkringen om andra, mindre invasiva metoder för viktminskning, som kost och motion, tidigare har prövats utan framgång. Praxis är ofta inkonsekvent inom ett land och är också volatil eftersom praxis för viktminskningsinjektioner, som fortfarande är relativt ny, ännu inte är etablerad.

Begränsande medicinska tillstånd spelar också en viktig roll. Personer som lider av sjukdomsrelaterade viktproblem, t.ex. typ 2-diabetes eller högt blodtryck, är ofta mer benägna att kvalificera sig för läkemedelsbehandlingar, eftersom dessa kan anses nödvändiga för behandlingen av de underliggande tillstånden. I dessa fall hävdar läkare och patienter att viktminskning inte bara förbättrar livskvaliteten, utan också kan minska de totala kostnaderna för hälso- och sjukvårdssystemet genom att minska andra hälsokomplikationer.

De specifika policyerna och de beslut som sjukförsäkringsbolagen fattar varierar dock avsevärt. I vissa länder är hälso- och sjukvårdssystemen mer inriktade på att stödja förebyggande åtgärder och kan därför vara mer benägna att täcka sådana behandlingar. I andra länder är det däremot mindre sannolikt att behandlingen ersätts om inte patienten uppfyller en lång rad krav.

I Tyskland, till exempel, täcker de lagstadgade sjukförsäkringsbolagen i allmänhet inte kostnaden för GLP-1-receptoragonister för viktminskning, såsom Wegovy (semaglutid) eller Saxenda (liraglutid), som en standardbehandling för viktminskning. Den huvudsakliga användningen av dessa läkemedel inom ramen för sjukförsäkringen är inriktad på specifika medicinska tillstånd som går utöver enbart önskan om viktminskning.

Övertagande av kostnader kan dock komma ifråga om följande villkor är uppfyllda:

- Förekomst av fetma: I regel måste patienten ha ett kroppsmasseindex (BMI) på minst 30 kg/m², vilket betraktas som fetma. I vissa fall, särskilt om det finns ytterligare hälsoproblem, kan kostnaderna täckas även om BMI är 27 kg/m².
- Ytterligare hälsokomplikationer: Patienter med diabetesrelaterade komplikationer eller andra viktrelaterade hälsoproblem som högt blodtryck, sömnapné eller vissa hjärt- och kärlsjukdomar kan också vara berättigade till ersättning.
- Misslyckande med konventionella åtgärder: Vanligtvis måste konventionella metoder för viktminskning, t.ex. kost och motion, ha prövats och bedömts som misslyckade. Ett medicinskt övervakat viktkontrollprogram som inte har visat tillräckliga resultat kan också vara ett kriterium.

Det är viktigt att den behandlande läkaren ger detaljerade medicinska motiveringar och dokumentation för nödvändigheten av denna behandling, eftersom sjukförsäkringsbolagen ofta vägrar att täcka kostnaderna utan detta. Beslutet kan också variera från sjukförsäkringsbolag till sjukförsäkringsbolag, och det är tillrådligt att diskutera möjligheterna och villkoren för kostnadstäckning direkt med ditt eget sjukförsäkringsbolag.

Beslutet om försäkringsskydd påverkas också ofta av ekonomiska överväganden. Kostnaden för läkemedelsbehandlingar för viktminskning kan vara hög, och försäkringsbolagen måste väga de potentiella långsiktiga besparingarna från minskade hälsoproblem mot den omedelbara kostnaden för medicineringen.

Det är därför lämpligt att patienter som överväger en sådan behandling tar reda på exakt vad deras sjukförsäkring täcker och vid behov talar med medicinsk personal om möjligheterna att få dessa kostnader ersatta.

Optimal användning av viktminskningssprutor

För att maximera effekten av injektioner för viktminskning och samtidigt minimera riskerna och biverkningarna är det viktigt med en övergripande strategi som omfattar korrekt användning och dosering, kombination med kostplaner och träningsprogram samt regelbunden övervakning och justering av behandlingen.

Korrekt applicering och dosering

Användningen av injektioner för viktminskning, särskilt GLP-1-receptoragonister, kräver noggrann patientvägledning och utbildning för att säkerställa effektiv och säker användning. Processen börjar med en grundlig utbildning i korrekt hantering och administrering av läkemedlet.

Utbildning för självinjektion

Patienter som använder viktminskningssprutor måste instrueras i tekniken för självinjektion. Detta omfattar korrekt upptagning av läkemedlet från injektionsflaskan eller hantering av förfyllda pennor. Utbildningen bör också omfatta en demonstration av hur man tar bort skyddslocket, sätter fast nålen ordentligt och förbereder sprutan för injektion. Det är viktigt att patienterna lär sig hur man tar bort luftbubblor från sprutan för att säkerställa korrekt dosering.

Val av injektionsställe

Subkutan injektion gör att läkemedlet kan administreras direkt under huden, vilket främjar en långsam och jämn absorption av den aktiva ingrediensen. Typiska injektionsställen är buken, låret och överarmen. Dessa områden föredras eftersom de är lättillgängliga och har tillräckligt med underhudsfettvävnad, vilket gör injektionen mindre smärtsam. Patienterna bör instrueras att byta injektionsställe vid varje applicering för att minimera risken för hudirritation, lipodystrofi eller infektion. Systematiskt byte av injektionsställe kan bidra till att hålla vävnaden frisk och optimera absorptionen av läkemedlet.

Doseringsanvisningar

Doseringen av bantningsinjektioner måste anpassas individuellt för att uppnå maximal effekt med minimerade biverkningar. Den initiala dosen är ofta låg och ökas gradvis baserat på patientens tolerans och reaktioner. Denna gradvisa ökning hjälper kroppen att vänja sig vid läkemedlet och kan minska frekvensen och svårighetsgraden av biverkningar som illamående och kräkningar. Den exakta doseringen och schemat för ökningen bör kommuniceras tydligt för att säkerställa att patienten följer riktlinjerna exakt.

Övervakning och kundanpassning

Kontinuerlig övervakning av vårdpersonal är avgörande för att bedöma patientens svar på behandlingen och justera dosen därefter. Regelbundna uppföljningsbesök gör det möjligt för läkaren att bedöma hur effektiv behandlingen är och reagera på eventuella biverkningar. Dessa besök ger också möjlighet att se över och korrigera självinjektionstekniken, vilket är särskilt viktigt för att säkerställa patientens långsiktiga följsamhet och välbefinnande.

Genom att implementera dessa omfattande utbildnings- och övervakningsstrategier kan patienterna inte bara förbättra sin förmåga att själva hantera sin behandling, utan också öka sina chanser till en framgångsrik och hållbar viktminskning.

Kombination med nutritionsplaner och träningsprogram

Viktminskningsinjektioner kan bidra avsevärt till viktminskning, särskilt när de används som en del av ett omfattande viktkontrollprogram som inkluderar noggrant anpassade kost- och träningsplaner. Detta integrativa tillvägagångssätt tar hänsyn till att hållbar viktminskning och hälsofrämjande åtgärder inte kan uppnås enbart genom medicinering, utan kräver en omfattande livsstilsförändring.

Planer för näringsintag

En väl genomtänkt näringsstrategi är avgörande för att maximera effekten av viktminskningsinjektioner. En näringsrik, kalorikontrollerad diet hjälper inte bara till att uppnå det kaloriunderskott som krävs för viktminskning, utan hjälper också kroppen att få i sig alla nödvändiga vitaminer, mineraler och andra näringsämnen som krävs för optimal hälsa. Sådana dietplaner bör innehålla följande aspekter:

- Balanserad fördelning av makronäringsämnen: Kolhydrater, proteiner och fetter bör vara i ett förhållande som uppfyller individuella behov, till exempel mer proteiner för mättnad och muskeluppbyggnad och hälsosamma fetter som ger långvarig energi och främjar hjärthälsa.
- Inkludera hela livsmedel: Frukt, grönsaker, fullkornsprodukter och magra proteiner är viktiga eftersom de ger färre kalorier med högre näringsvärde, vilket hjälper till att kontrollera hunger och sug.
- Begränsa bearbetade livsmedel och socker: Dessa kan störa insulinnivåerna och leda till viktuppgång. En minskning av dessa livsmedel kan inte bara hjälpa till med viktkontrollen, utan också minska risken för diabetes och andra metabola sjukdomar.

Träningsprogram

Fysisk aktivitet är en annan viktig pelare i behandlingen av fetma och bör omfatta både aerob träning och styrketräning:

- Aerob träning: Aktiviteter som löpning, simning eller cykling förbättrar hjärt- och kärlhälsan och förbränner kalorier, vilket direkt bidrar till viktminskning. Regelbunden aerob träning förbättrar också insulinkänsligheten, vilket är särskilt viktigt för personer med eller på gränsen till diabetes.
- Styrketräning: Det är viktigt att bygga upp muskelmassa eftersom musklerna förbränner mer kalorier än fettvävnad, även i vila. Styrketräning stärker inte bara musklerna, utan förbättrar också bentätheten och den allmänna kroppssammansättningen.

Regelbunden översyn och justering

Att kombinera dessa element till en heltäckande plan kräver noggrann övervakning och regelbundna justeringar för att säkerställa att målen uppnås och hälsan bibehålls. Detta innebär regelbundna möten med en nutritionist och en fitnessinstruktör samt fortlöpande medicinsk övervakning av den läkare som ordinerar injektionerna för viktminskning. Justeringar kan vara nödvändiga på grund av förändringar i livsstil, hälsotillstånd eller helt enkelt kroppens svar på tidigare behandling.

Genom att ta hänsyn till dessa aspekter blir viktkontroll med hjälp av injektioner för viktminskning inte bara mer effektiv utan också mer hållbar genom att patienterna får hjälp att utveckla hälsosamma vanor som leder till bättre hälsa på lång sikt.

Medicinsk övervakning av behandlingen

Regelbunden medicinsk övervakning är nödvändig för att säkerställa att behandlingen med injektioner för viktminskning förblir säker och effektiv. Detta innefattar regelbundna kontroller av vikt, blodtryck, blodsockernivåer och andra relevanta hälsoindikatorer.

Behandlingen ska kunna anpassas på ett flexibelt sätt för att svara på förändringar i patientens svar eller förekomsten av biverkningar. Doseringen kan justeras, medicineringen kan ändras eller ytterligare stödåtgärder kan rekommenderas, beroende på individuella behov.

I samarbete med nutritionister, fysioterapeuter och annan vårdpersonal kan regelbundna justeringar göras utifrån de senaste medicinska rönen och patientens personliga utveckling. Detta tvärvetenskapliga tillvägagångssätt är avgörande för att säkerställa långsiktiga framgångar och förbättra patientens livskvalitet.

Behandlingens varaktighet

Viktminskningsinjektioner är ofta en del av en långsiktig behandlingsstrategi. Dessa mediciner, som ofta injiceras en gång i veckan, kan bidra till att minska hungerkänslorna och främja viktminskning. Det är dock just långsiktigheten som leder till en utmaning när det gäller kostnaden.

Eftersom behandlingen är långsiktig innebär det att den totala kostnaden inte bara omfattar inköp av läkemedlet utan också regelbundna läkarbesök för att följa upp utvecklingen och eventuella biverkningar. Under månader eller till och med år kan dessa kostnader bli betydande och utgöra ett ekonomiskt hinder för många patienter.

Hur mycket kostnaderna täcks av sjukförsäkringsbolagen varierar kraftigt. I länder med heltäckande hälso- och sjukvårdssystem eller försäkringar som främjar förebyggande behandlingar kan dessa kostnader täckas helt eller delvis. I andra fall kan patienterna behöva betala större delen av eller hela kostnaden själva, vilket kan begränsa tillgängligheten till denna behandling.

Det är också viktigt att notera att effektiviteten och behovet av fortsatt användning av dessa injektioner bör ses över regelbundet. Alla patienter kommer inte att få önskat resultat av dessa behandlingar och det är möjligt att justeringar av behandlingsmetoderna kan krävas, vilket kan medföra extra kostnader.

Det kan vara till hjälp för de drabbade att diskutera de förväntade kostnaderna och behandlingens längd i detalj med sin läkare och sjukförsäkringsgivare. Det kan också vara bra att fråga om generiska alternativ eller söka stöd från statliga vårdprogram eller läkemedelstillverkarnas patientstödsprogram, som i vissa fall erbjuder ekonomiskt stöd för långtidsbehandling.

Avbrytande av behandling

Behandling med viktminskningsinjektioner som innehåller GLP-1-receptoragonister som semaglutid eller liraglutid kan teoretiskt sett avbrytas, men detta bör göras noggrant och helst i samråd med en läkare. Det finns olika skäl till att avbryta en sådan behandling, men det är viktigt att förstå de möjliga konsekvenserna av ett avbrott.

- Effekt: GLP-1-receptoragonister verkar genom att reglera aptiten och förbättra insulinkänsligheten. De uppnår sin fulla effekt genom kontinuerlig användning. Utsättning kan leda till att viktminskningen går förlorad eftersom den underliggande mekanismen för aptitreglering och förbättrad metabolisk aktivitet inte längre upprätthålls.
- Viktkontroll: Många användare upplever viktuppgång efter att ha slutat med medicineringen, eftersom de ursprungliga fysiologiska förhållandena som ledde till övervikt eller fetma ofta förblir oförändrade. Att gå upp i vikt kan

vara nedslående och underminera långsiktiga mål för viktkontroll.

- Medicinsk övervakning: Om man beslutar sig för att avbryta behandlingen ska detta ske under medicinsk övervakning. Läkaren kan hjälpa till att organisera avbrottet på ett sådant sätt att eventuella negativa effekter minimeras och kan ge råd om hur behandlingen kan återupptas på ett säkert sätt vid ett senare tillfälle.
- Biverkningar och tolerans: I vissa fall kan det vara lämpligt att avbryta behandlingen, särskilt om biverkningar uppträder eller hälsoproblem uppstår som gör fortsatt användning av läkemedlet olämplig. I sådana fall kan ett avbrott vara nödvändigt för att skydda patientens hälsa eller för att utvärdera alternativa behandlingsalternativ.
- Kostnad och tillgänglighet: Den höga kostnaden och den potentiellt begränsade tillgängligheten till läkemedlet kan naturligtvis också vara skäl till avbrott, särskilt om de inte är hållbara på lång sikt.

I samtliga fall är det lämpligt att fatta ett sådant beslut tillsammans med en vårdgivare för att säkerställa att det ligger i patientens bästa intresse och långsiktiga mål. Alternativ och stödstrategier bör också övervägas för att säkerställa kontinuitet i vikthanteringen.

Försörjningskällor

Det finns olika sätt att få viktminskningsinjektioner:

- Receptbelagt: I Europa, USA och många andra länder är injektioner för viktminskning receptbelagda. Detta innebär att en läkare måste fastställa behovet av denna behandling och utfärda ett recept. Detta är det vanliga sättet att säkerställa att behandlingen är medicinskt lämplig och säker för patienten.

- Specialister inom endokrinologi eller diabetologi: Det är ofta specialister inom endokrinologi eller diabetologi som skriver ut sådana läkemedel, eftersom de är specialiserade på metaboliska sjukdomar och hormonella obalanser. Dessa läkare kan göra en omfattande hälsobedömning och avgöra om behandling med GLP-1-receptoragonister är lämplig.

- Kliniker för viktkontroll: Många vårdinrättningar som är specialiserade på viktkontroll erbjuder också tillgång till läkemedelsbehandlingar som t.ex. injektioner för viktminskning. Dessa kliniker har ofta team med läkare, dietister och andra yrkesgrupper som erbjuder en integrerad strategi för viktminskning. De erbjuder också ofta finansiella planer för behandling.

- Onlineapotek och telemedicin: Vissa onlineapotek och telemedicinska leverantörer kan också utfärda recept på injektioner för viktminskning efter en onlinekonsultation med en kvalificerad läkare. Detta kan vara ett bekvämt alternativ för patienter som bor i avlägsna områden eller har svårt att träffa en läkare personligen. Det är dock viktigt att se till att dessa tjänster är licensierade och reglerade för att undvika risker.
- Direktköp på apoteket med recept: Efter att ha fått ett recept kan läkemedlet köpas på nästan alla apotek. Apotekspersonalen kan också ge ytterligare information om korrekt användning och förvaring av läkemedlet.

Etiska och sociala överväganden

Den etiska debatten om viktminskningsinjektioner väcker ett antal moraliska frågor. Debatten berör frågor som normer för kroppsuppfattning, tillgång till medicinsk vård och frågan om hur långt medicinska ingrepp för att förändra naturliga kroppsförhållanden bör gå. Vi kommer endast att beröra dessa frågor här, eftersom de faktiskt blir alltmer marginaliserade.

Viktminskningsinjektioner är ett värdefullt medicinskt stöd för personer som inte klarar av att uppnå en hälsosam vikt med enbart konventionella metoder som kost och motion. Dessa läkemedel är ett särskilt viktigt alternativ för personer med fetma eller övervikt, vilket redan har lett till hälsokomplikationer som typ 2-diabetes eller hjärt-kärlsjukdom. På grund av den effektiva viktminskningen som möjliggörs av dessa injektioner kan många av de drabbade uppleva en förbättring av sin hälsosituation. Detta kan leda till minskat beroende av andra mediciner, främja bättre fysisk prestationsförmåga och förbättra den allmänna livskvaliteten.

Dessutom bidrar viktminskningsinjektioner till att öka medvetenheten om och förståelsen för fetma som ett kroniskt tillstånd. Genom att ta itu med det medicinskt kan stigmat som ofta förknippas med fetma minskas. Detta leder till större empati och stöd för de drabbade, vilket hjälper dem att känna sig mindre isolerade och mer socialt accepterade.

Det är också viktigt att erkänna att utvecklingen av sådana medicinska behandlingar är resultatet av omfattande forskning och innovation som syftar till att tillhandahålla genomförbara lösningar på allvarliga hälsoproblem. Dessa framsteg inom medicinen stärker människors rätt till självbestämmande över sin hälsa och möjliggör individanpassade behandlingar som tidigare inte var möjliga.

Sammantaget erbjuder viktminskningsinjektioner många människor en livsförändrande förbättring av deras hälsa och livskvalitet. De är ett exempel på hur medicinsk innovation kan hjälpa till att övervinna utmaningarna med kroniska sjukdomar och hjälpa de drabbade att leva ett mer aktivt och hälsosamt liv.

Dessutom erbjuder viktminskningsinjektioner ett effektivt behandlingsalternativ för personer som lider av ohälsosam fetma och för vilka andra metoder som kost och motion inte har varit framgångsrika. För dessa personer kan injektioner inte bara möjliggöra viktminskning, utan också leda till en förbättring av associerade hälsotillstånd som typ 2-diabetes, hjärt-kärlsjukdom och andra. Det hävdas ofta här att tillgång till sådana behandlingar är en fråga om medicinsk rättvisa och kan hjälpa människor att leva hälsosammare och potentiellt längre liv.

Den ökande normaliseringen av viktminskningsinjektioner kommer att bidra till att minska stigmatiseringen av övervikt och fetma genom att erkänna dem som behandlingsbara medicinska tillstånd. Genom att erkänna fetma som ett tillstånd som kräver medicinsk behandling kan detta bidra till att minska skuldbeläggning och självanklagelser bland de drabbade.

Men det finns naturligtvis också farhågor om etiken i medicinska ingrepp som syftar till att förändra kroppen. Vissa ser detta som ett förkastande av acceptansen av naturlig kroppsmångfald. Å andra sidan hävdar förespråkarna att tillgången till sådana behandlingar stärker människors rätt till självbestämmande när det gäller att fatta beslut om sina kroppar och sin hälsa.

Sammantaget är diskussionen om viktminskningsinjektioner komplex och väcker viktiga frågor om vårt samhälles prioriteringar, förståelse för hälsa och medicinens roll i våra liv. Det är fortsatt viktigt att dessa diskussioner förs för att säkerställa en balanserad förståelse av för- och nackdelarna med sådana medicinska ingrepp.

Enligt författarna uppväger dock de positiva faktorerna för viktminskningsinjektioner tydligt de negativa.

Nya läkemedel, slutsatser och framtidsutsikter

Viktminskningsinjektioner är redan bättre än sitt rykte. För första gången har de potential att effektivt bekämpa den utbredda sjukdomen fetma. Det finns inget behov av att betona vad detta kan innebära för de drabbade.

Ytterligare förbättringar av injektioner för viktminskning kan vara betydande i framtiden. Forskarna arbetar med att öka effektiviteten hos dessa läkemedel genom att rikta in sig på de relevanta metaboliska vägarna mer effektivt. Målet är att uppnå starkare och mer långvariga effekter på viktminskningen samtidigt som biverkningarna minimeras. Utvecklingen av nya kombinationsterapier som kombinerar olika aktiva ingredienser för att främja viktminskning är också lovande. Dessa kan förbättra behandlingens effektivitet samtidigt som doserna av de enskilda komponenterna minskas, vilket ökar toleransen.

Ett annat viktigt framsteg skulle kunna ligga i administreringsformen för dessa läkemedel. För närvarande administreras de oftast som injektioner, men forskningen kan leda till mer praktiska former som orala doser eller implanterbara enheter som frisätter läkemedlet kontinuerligt. Forskningen inriktas också på individanpassad medicin, där behandlingen skräddarsys specifikt efter patientens individuella genetiska, metaboliska och fysiologiska egenskaper för att optimera behandlingen.

Den framtida rollen för **kortisol,** ett hormon som är känt för att reglera ämnesomsättningen och kroppens reaktion på stress, är också viktig. Höga kortisolnivåer kan leda till viktuppgång och påverka aptiten och fettinlagringen. Framtida behandlingar kan syfta till att modulera kortisolnivåerna eller mildra kortisolets effekter på kroppen för att förbättra effekten av viktminskningsinjektioner. Detta skulle kunna ske genom kombinationsbehandlingar som inte bara innehåller GLP-1-agonister, utan även komponenter som specifikt inriktar sig på de metaboliska effekter som orsakas av kortisol.

Tirzepatid, en relativt ny aktiv ingrediens i behandlingen av typ 2-diabetes, visar också lovande resultat inom området viktminskning och kan komma att spela en viktig roll i viktminskningsinjektioner i framtiden. Tirzepatid är en dubbel agonist som aktiverar både glukagonliknande peptid-1 (GLP-1)-receptorn och den glukosberoende insulinotropa polypeptidreceptorn (GIP). Dessa egenskaper gör den särskilt effektiv för att både kontrollera blodsockernivån och minska kroppsvikten.

I kliniska prövningar har tirzepatid visat mycket goda resultat när det gäller viktminskning. Till exempel visade fas 3-studien SURMOUNT-1 att deltagare som behandlades med tirzepatid uppnådde en mycket betydande viktminskning på upp till 20% av sin kroppsvikt. Detta överträffar de resultat som uppnås med nuvarande GLP-1-agonister som semaglutid, som också används för viktminskning.

Verkningsmekanismen för tirzepatid innefattar flera mekanismer: den förbättrar insulinkänsligheten, fördröjer magsäckstömningen och ökar mättnadskänslan, vilket leder till minskat kaloriintag. Dessa effekter är särskilt gynnsamma för personer som har svårt att minska sin vikt enbart genom kost och motion.

Baserat på dessa lovande resultat förväntas tirzepatid spela en allt viktigare roll i utvecklingen av injektioner för viktminskning i framtiden. Godkännandet och marknadsintroduktionen av tirzepatid som viktminskningsmedel kommer dock att dröja, eftersom de sista faserna av de kliniska studierna och godkännandeprocessen måste slutföras.

Utsikterna för vidareutveckling och förbättring av injektioner för viktminskning är därför lovande och fokuserar på ökad effektivitet, användarvänlighet och individanpassade behandlingsalternativ som har potential att ytterligare förbättra livskvaliteten för många människor.

Man förväntar sig också att injektioner för viktminskning - liksom många nya läkemedel - kommer att bli billigare med tiden. Framtiden för prissättningen av injektioner för viktminskning, såsom GLP-1-receptoragonister, är beroende av flera faktorer, men det finns skäl till försiktig optimism om att de kan bli billigare med tiden. I takt med att efterfrågan på dessa läkemedel ökar kan tillverkarna dra nytta av stordriftsfördelar som gör det möjligt för dem att sänka priserna. Dessutom kan tekniska framsteg och effektivare produktionsmetoder leda till minskade tillverkningskostnader. En annan viktig påverkansfaktor är att patenten för befintliga läkemedel löper ut, vilket banar väg för billigare generika. Lagstiftningsbeslut och sjukvårdspolitik som syftar till att sänka läkemedelskostnaderna kan också spela en roll. Även om prissättningen av läkemedel är komplex och beroende av många varierande marknadsmässiga och politiska faktorer, ger denna utveckling oss hopp om att kostnaden för receptbelagda sprutor kommer att sjunka i framtiden.